Dr. Franz Wagner

Reflexzonen-Massage leicht gemacht

Durch die Harmonisierung
der Lebenskräfte zu Wohlbefinden
und Gesundheit.
Anleitungen zur Selbst- und zur
Partnermassage.
Mit Kurz-Programm für Streß-Situationen.

GU GRÄFE UND UNZER

Für Amu Kamu Kai

Wichtiger Hinweis

In diesem GU-Ratgeber lernen Sie die Reflexzonen-Massage als einfache und sehr wirksame Methode zur körperlichen und seelischen Entspannung sowie zur Belebung und Stärkung der gesundheitserhaltenden Kräfte kennen.
Zur Behandlung bestehender Störungen oder Krankheiten gehört Reflexzonen-Massage ausschließlich in die Hände des erfahrenen Therapeuten! Sie wird als eine der hochentwickelten Formen der Physiotherapie bereits in vielen Heilpraxen und Massage-Fachinstituten praktiziert.
Reflexzonen-Massage kann keine schulmedizinisch notwendige Behandlung ersetzen! Sie kann jedoch andere Therapieformen sinnvoll ergänzen. Beraten Sie sich unbedingt mit einem Arzt Ihres Vertrauens, falls Sie Reflexzonen-Massage in diesem Sinn einsetzen möchten.

Inhalt

Einführung und Anleitung

Wegweiser durch dieses Buch

Dieser GU Gesundheits-Ratgeber macht Sie mit der Reflexzonen-Massage vertraut, einer ganzheitlichen Massage-Methode, die in vereinfachter Form bereits seit Jahrtausenden angewendet wird. Ganzheitlich heißt, daß der Mensch als Einheit von Körper, Seele und Geist verstanden wird.
Reflexzonen-Massage basiert auf der Vorstellung einer ständig im Körper fließenden Lebensenergie. Die Massage harmonisiert diesen Energiefluß und regt damit die Selbstheilungskräfte an. Energieblockaden, die sich als Alltagsbeschwerden wie Kopfschmerzen, Magenschmerzen, Rückenbeschwerden oder Nervosität äußern, werden abgebaut.
Als aktive, für unsere Gesundheit verantwortliche Menschen können wir mit Reflexzonen-Massage einen wichtigen Beitrag zu unserer Gesundheit leisten. Einer der großen Vorteile dieser Massage ist, daß sie sowohl zur Partner- als auch zur Eigenbehandlung anzuwenden ist.
In diesem Buch erfahren Sie zunächst etwas über Geschichte und Grundlagen der Reflexzonen-Massage, danach wird das Konzept der reflektorischen Zonen des Körpers erläutert (→ Seite 13 bis 17).
Als *Vorbereitung auf die Praxis* (→ Seite 28) lernen Sie die Massagegriffe an Füßen und Händen mit Hilfe von ausführlichen Beschreibungen und detaillierten Zeichnungen so genau kennen, daß es Ihnen leichtfällt, sich selbst und Ihren Partner zu massieren.
Sie erfahren außerdem, wie Sie die Massage am besten durchführen, wie oft Sie massieren sollten, wie Sie auf diese Massagen reagieren können und wann die Reflexzonen-Massage nicht eingesetzt werden darf.

Anleitungen zur Massage

Kernstück des Buches sind die praktischen Anleitungen zum Massieren der einzelnen Reflexzonen. Übersichtliche Zeichnungen machen es leicht, die Zonen an Füßen und Händen aufzufinden.
Der Ablauf jeder einzelnen Massage ist in Phasen beschrieben, und zwar in der Reihenfolge, in der Sie die Massage durchführen sollten (Fußmassage Seite 35 bis 65, Handmassage Seite 66 bis 73). Ein Entspannungs-Kurzprogramm er-

möglicht es Ihnen, jederzeit »zwischendurch« Ihre Energie neu zu beleben (→ Seite 74). Auch dieser praktische Teil des Buches ist so einfach und übersichtlich dargestellt, daß er Ihnen die Scheu nimmt, selbst tätig zu werden.

Zusammenhänge zwischen Körper und Seele

Im Anschluß an den praktischen Teil finden Sie eine Beschreibung des menschlichen Körpers mit seinen Organen und ihren Funktionen (Seite 78 bis 88). Um Ihnen ins Bewußtsein zu rufen, wie deutlich unsere alltägliche Sprache widerspiegelt, daß wir uns eigentlich schon immer als ganzheitlich empfunden haben, wurden häufig gebrauchte volkstümliche Redewendungen angefügt. Vielleicht hilft Ihnen dieses »Sich-bewußt-Werden«, einige Botschaften Ihres Körpers zu entschlüsseln.

Ein besonderes Anliegen dieses Buches ist es – über die Anwendung der Reflexzonen-Massage hinaus –, Sie anzuregen, über ganzheitliche Zusammenhänge von seelischem Erleben und körperlichem Geschehen nachzudenken.

Mit Hilfe des ausführlichen *Beschwerden- und Sachregisters* finden Sie schnell die gewünschten Informationen (→ Seite 92). *»Bücher, die weiterhelfen«* ist eine Sammlung von ergänzender und weiterführender Literatur (→ Seite 90).

Wichtig!

Bitte machen Sie sich zunächst mit den Grundlagen und Voraussetzungen der Reflexzonen-Massage gründlich vertraut, bevor Sie zu massieren beginnen. Der Erfolg hängt wesentlich davon ab, daß Sie diese Methode nicht leichtfertig zum schnellen Do-it-yourself-Verfahren verkommen lassen, sondern daß Sie sich ständig bewußt sind: Sie wenden nicht nur eine Massagetechnik an, sondern Sie treten mit den Selbstheilungskräften des Lebens in Kontakt.

Gesundheit – was ist das?

Eine jahrtausendealte Wahrheit wird uns allmählich wieder bewußt: *Die Quelle aller Heilkraft liegt in uns selbst.* Diese Erfahrung verlangt nach einem neuen Umgang mit uns selbst. Gesundheit wird nicht mehr nur als Abwesenheit von Krankheit gesehen. Die Weltgesundheitsorganisation hat den Begriff Gesundheit inzwischen so definiert: »Gesundheit ist der Zustand des vollkommenen körperlichen, seelischen und sozialen Wohlbefindens, und nicht allein das Fehlen von Krankheit oder Behinderung.«

Heilung aus eigener Kraft

Die Vorstellung vom Menschen und seinem Wohlbefinden war in unserem Kulturkreis lange Zeit von einem technisch-mechanischen Weltbild geprägt; Gesundheit wurde als Zustand des reibungslosen Funktionierens aller Organe definiert. War dieses »Funktionieren« gestört, dann wurde mit Medikamenten »repariert«. So haben wir den bewußten Umgang mit der natürlichen Regenerations- und Heilungsfähigkeit verlernt. Wir haben uns entfernt vom instinktiven Wissen um die Pflege unserer Selbstheilungskräfte.

Aber wir können wieder lernen, altbewährte Techniken und Praktiken zu nutzen. Jeder kann sich mit einfachen Mitteln selbst helfen und in natürlicher Weise für ein harmonisches Fließen der Lebensenergie sorgen. Damit leisten wir optimale Vorsorge und schaffen die Voraussetzungen, mit vielen belastenden Einflüssen aus eigener Kraft fertig zu werden.

Die Selbstheilungskräfte stärken

Grundlage aller naturheilkundlichen Behandlungsmethoden ist seit jeher die Erfahrung, daß die Natur große Belastungen ausgleichen kann. Die »Behandlung« besteht vor allem in einer verstärkten Zuwendung zu den lebenseigenen Kräften. Ziel der natürlichen Heilmethoden ist es, die Selbstheilungskräfte des Menschen zu stärken; es wird also nicht von außen gegen eine gesundheitliche Störung *angekämpft*.

Durch die Rückbesinnung auf die Grundlagen der Naturheilkunde ist unser Verständnis von Gesundheit umfassender geworden: Leben ist ständige Veränderung und Anpassung. Auch der Mensch befindet sich von seiner Zeugung bis zu seinem Tod in ständiger Entwicklung. Gesundheit ist also kein feststehender Begriff und kein gleichbleibender Zustand; Gesundheit ist vielmehr ein dynamisch ablaufendes Geschehen. Ein gesunder Mensch kann auf störende Einflüsse aus eigener Kraft ausgleichend reagieren. Es ist seine Lebenskraft, die für die Erhaltung und Wiederherstellung seiner Gesundheit sorgt. Schon Hippokrates sagte: *Ärztliche Hilfe wird erst notwendig, wenn die natürlichen Kräfte des Organismus nicht ausreichen.*

Selbst Verantwortung übernehmen

Alle Formen der Selbstbehandlung erfordern die Bereitschaft, Verantwortung für die eigene Gesundheit zu übernehmen und sich auf neue Erfahrungen einzulassen. Selbstbehandlung geschieht unter der Voraussetzung, daß wir mit der Natur in Einklang leben und auf natürliche Weise für uns selbst sorgen können. Eigenverantwortliche Behandlung verbessert unsere Wahrnehmungsfähigkeit und die Aufmerksamkeit unserem Körper gegenüber. Aus diesen Erfahrungen ergeben sich Möglichkeiten des persönlichen, des geistigen und des seelischen Wachstums. Es entwickelt sich ein verändertes Selbstverständnis!

Reflexzonen-Massage bietet uns die Möglichkeit, auf einfache Weise unsere körpereigenen Heilkräfte zu aktivieren und damit eigenverantwortlich für unsere Gesundheit zu sorgen. In diesem Sinn kann uns die Reflexzonen-Massage auch zu einem neuen Verhältnis zum eigenen Selbst und zu einem umfassenden ganzheitlichen Verständnis der eigenen Körperlichkeit führen.

Gesund bleiben mit Reflexzonen-Massage

Immer mehr Menschen sorgen mit neuem Selbstverständnis für sich selbst, sie informieren sich über natürliche Behandlungsformen und lernen, sie anzuwenden. Der Erfolg vieler natürlicher ganzheitlicher Behandlungsweisen ist sicher auch darauf zurückzuführen, daß sie in der Praxis mit intensiver mitmenschlicher Zuwendung verbunden sind.

Kontakt mit dem ganzen Menschen

Das gilt auch für die Reflexzonen-Massage. Einen Menschen zu massieren heißt, ihn zu berühren, mit ihm in Kontakt zu sein. Auch bei der Reflexzonen-Massage haben wir Kontakt mit dem ganzen Menschen, obwohl wir nur Hände oder Füße massieren. Wir haben Kontakt zu ihm als Einheit von Körper, Seele und Geist, denn diese Bereiche sind miteinander verbunden und beeinflussen sich gegenseitig.

Ihre große Bedeutung hat Reflexzonen-Massage meiner Meinung nach vor allem in der Gesundheitsvorsorge. Wir verfügen mit ihr über eine großartige Möglichkeit, die körpereigenen Energien zu mobilisieren und damit Wohlbefinden, Gesundheit herzustellen. Mit Reflexzonen-Massage erhalten wir eine sehr wichtige Hilfe, nämlich Hilfe zur Selbsthilfe.

Reflexzonen-Massage geht aufgrund jahrtausendelanger Erfahrung (→ Seite 11) davon aus, daß die Füße Spiegelbild des Menschen sind. Im weitesten Sinne haben sie symbolische Bedeutung dafür, wie wir im Leben stehen und durchs Leben gehen. »Dort, wo Deine Füße stehen, beginnt auch die Reise von tausend Meilen«, lesen wir im Tao-Te-King des Lao Tse. Viele Redensarten deuten das Verhältnis zu uns selbst oder zur Welt an: »Auf starken (oder schwachen) Füßen stehen«, »auf eigenen Füßen stehen« oder »Fuß fassen«. Über unsere Füße haben wir Verbindung mit der Erde; mit den Füßen haben wir Kontakt zum irdisch-materiellen Bereich.

Lebensenergie wird aktiviert

Wir sollten uns also bewußt machen, daß wir bei der Massage der Füße mit dem ganzen Menschen in Kontakt treten und daß wir dabei mit dem Prinzip der Bewegung arbeiten: Durch Reflexzonen-Massage bringen wir etwas in Bewegung; wir setzen etwas in Gang. Wir aktivieren die Lebensenergien!

Wissenswertes über Reflexzonen-Massage

Ursprünge der Reflexzonen-Massage

Als Methode der natürlichen Gesundheitsvorsorge ist Reflexzonen-Massage an Füßen und Händen vielen Völkern seit langem bekannt und in vielen Kulturen überliefert. Wir wissen heute nicht genau, wo diese Behandlungsform ihren Ursprung hat. Wahrscheinlich ist sie so alt wie Akupressur und Akupunktur – denn es gibt aus der Entstehungszeit dieser Behandlungsmethoden Überlieferungen über bestimmte Praktiken, die auf Reflexzonen-Massage schließen lassen. Damit hätte diese Form der Massage eine etwa 6000jährige Geschichte.

Eine der seltenen Darstellungen altägyptischer Heilkunst (→ Seite 12) zeigt eine Behandlung der Reflexzonen an Hand und Fuß. Diese Abbildung ist etwa 4200 Jahre alt und befindet sich im Grab eines Arztes aus Sakkara (Ägypten).

Viele Indianerstämme kennen seit langem Heilmethoden, bei denen die Behandlung nicht direkt am erkrankten Organ ansetzt, sondern beispielsweise durch Massage am Fuß durchgeführt wird; sie kennen also schon lange das Konzept der Reflexzonen, vielleicht ohne es so zu benennen.

Das Zonenkonzept wurde in Amerika entwickelt

Der amerikanische Arzt Dr. Fitzgerald (1872 bis 1942) hatte Kenntnisse von Methoden indianischer Volksmedizin und brachte seine Erfahrungen und Beobachtungen in der eigenen Praxis damit in Verbindung. Er hatte nämlich bei seinen Patienten herausgefunden, daß die Massage bestimmter Zonen oder Punkte am Körper Organfunktionen verbessern und Schmerzen lindern, ja sogar zum Verschwinden bringen kann. Dabei spielt es keine Rolle, wie weit die jeweiligen Zonen und Punkte vom behandelten Organ entfernt sind.

Dr. Fitzgerald entwickelte daraufhin eine Systematik: Er teilte den Körper in zehn Zonen ein, die vom Scheitel bis zur Sohle verlaufen – jeweils fünf Zonen auf der linken und der rechten Körperhälfte (→ Zeichnung Seite 15). Er legte mit diesem Konzept und seiner »Zonentherapie« (1917) den Grundstein für die heute so erfolgreich praktizierte Reflexzonen-Therapie.

Es war ebenfalls ein amerikanischer Arzt, Dr. Riley, der die therapeutischen Möglichkeiten dieser Methode weiterentwickelte. Er war auch Lehrer der Krankenschwester Eunice

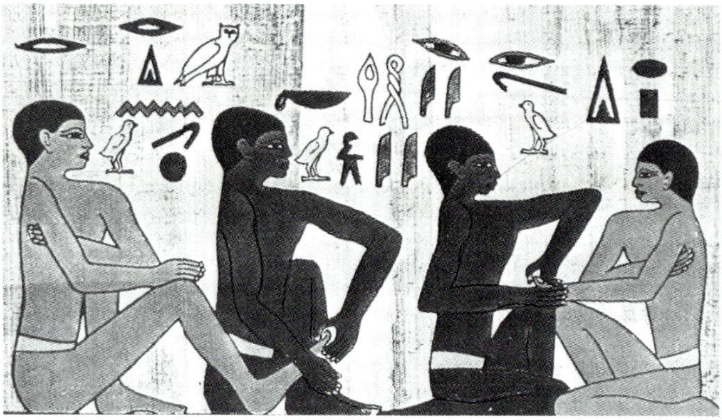

In dem altägyptischen Grabmal eines Arztes ist diese Darstellung der Hand- und Fußmassage zu sehen (Sakkara, etwa 2300 v. Chr.). Die Bildinschrift lautet sinngemäß: »Handle so, daß es meinem Wohlergehen förderlich sei, und trachte danach, mir keinen Schmerz zuzufügen.«

Ingham, die sich in seiner Praxis sehr intensiv mit dieser Methode beschäftigte. Ihr verdanken wir zwei Bücher, die in beeindruckender Weise den damaligen Stand der Reflexzonen-Arbeit wiedergeben (→ Seite 90).

Reflexzonen-Therapie auch bei uns

Von Amerika über England kommend, wurde diese Methode (»Reflexology«) auch im deutschsprachigen Raum bekannt. Heute arbeiten sehr viele Ärzte, Physiotherapeuten und Heilpraktiker mit der Reflexzonen-Therapie. Sollte Sie die Reflexzonen-Massage als ergänzende Maßnahme zu einer ärztlichen Behandlung interessieren, so gibt Ihnen ein Arzt oder ein Heilpraktiker sicher gerne Auskunft über Behandlungsmöglichkeiten mit Reflexzonen-Massage.

Abbild des Menschen in Füßen und Händen

Beeinflussung über Energiebahnen

Reflexzonen-Massage geht von der Erfahrung aus, daß die Lebensenergie in bestimmten Bahnen im Körper fließt und daß über diese energetischen Verbindungen bestimmte Körperteile und Organe in ihrer Funktion beeinflußt werden können.

Im gesunden Menschen fließt die Lebensenergie ungehindert durch diese Bahnen und versorgt alle Bereiche gleichmäßig. Die Gesundheit ist gefährdet, wenn der Energiefluß längere Zeit gestaut oder blockiert ist. Reflexzonen-Massage kann solche Stauungen und Blockaden auflösen und das energetische System wieder harmonisieren.

Wirkung auf Körper und Seele

Bei der Reflexzonen-Massage »bearbeiten« wir sozusagen das verkleinerte Abbild des Menschen in Füßen oder Händen und erreichen durch die energetischen Verbindungen eine Wirkung im gesamten körperlich-seelischen Bereich. Obwohl nur die Füße oder die Hände massiert werden, zeigt sich die Wirkung am ganzen Menschen. Die kleinen Projektionsflächen der Körperteile und Organbereiche an Händen und Füßen werden Reflexzonen genannt. Die Massage dieser Zonen bewirkt in den zugeordneten Körperteilen bestimmte Reaktionen.

Einteilung des Körpers in Zonen

Zur Orientierung

Die von Dr. Fitzgerald entwickelte Zoneneinteilung (→ Zeichnung Seite 15) ist auch heute noch wichtige Grundlage der Reflexzonen-Massage. Sie ist ein Orientierungsmuster, das uns hilft, Körperbereiche mit Zonen an Händen und Füßen in Beziehung zu setzen. Das Rasterbild der Reflexbereiche mit Längs- und Querzonen erinnert an das Landkartenschema mit Längen- und Breitengraden (→ Zeichnungen Seite 16 und 17). Mit Hilfe dieser Rasterung lassen sich die einzelnen Abschnitte der Projektion des Spiegelbildes leicht auffinden: auf der Fußsohle, am Fußrücken, auf der Fußinnen- und der Fußaußenseite; auf der Handinnenfläche, dem Handrücken, auf der Handinnen- und der Handaußenseite. Die Längszonen laufen vom Kopf bis zu den Zehen und von den Schultern bis zu den Fingern. Die Querzonen verlaufen in Schulterhöhe (Zehengrundgelenkslinie beziehungsweise Fingergrundgelenkslinie) und im Bereich des unteren Rippenbogens (Ansatz der Mittelfußknochen, bei der Hand in etwa der Übergang von den Mittelhandknochen zum Handwurzelbereich). Sie teilen den Körper beziehungsweise das Abbild des Körpers im Fuß in drei Abschnitte:

- Kopf und Schulterbereich
- Brust- und Oberbauchraum
- Hüftbereich, Bauch- und Beckenraum

Die Reflexzonen an Fuß und Hand sind mit Hilfe des Zonenkonzeptes nach folgenden Grundsätzen zu finden:

- Der rechte Fuß (die rechte Hand) ist das Abbild der rechten Körperhälfte; der linke Fuß (die linke Hand) jenes der linken Körperhälfte.
- Reflexzonen überlagern sich entsprechend den Organüberlappungen (zum Beispiel Herz hinter Lungenflügel).
- Paarige Organe (wie Nieren, Lungen) finden sich als Reflexzonen auch in beiden Füßen und Händen; einzelne Organe haben ihre Reflexzonen jeweils in einem Fuß (einer Hand), je nachdem, ob sie in der linken oder rechten Körperhälfte liegen.
- Organe in der Körpermitte (zum Beispiel Speiseröhre, Wirbelsäule, Blase) haben ihre Reflexzonen an der Innenseite der Füße und Hände.
- Die Reflexzonen der Organe finden wir an Fußsohle und Handinnenfläche, die Reflexzonen der Muskulatur hingegen auf Fußrücken und Handrücken.

Übersichtskarten (→ Seite 42 bis 45) und Detailzeichnungen im Behandlungsteil helfen Ihnen, die Reflexzonen auf den Füßen und Händen zu finden.

Die Längszonen

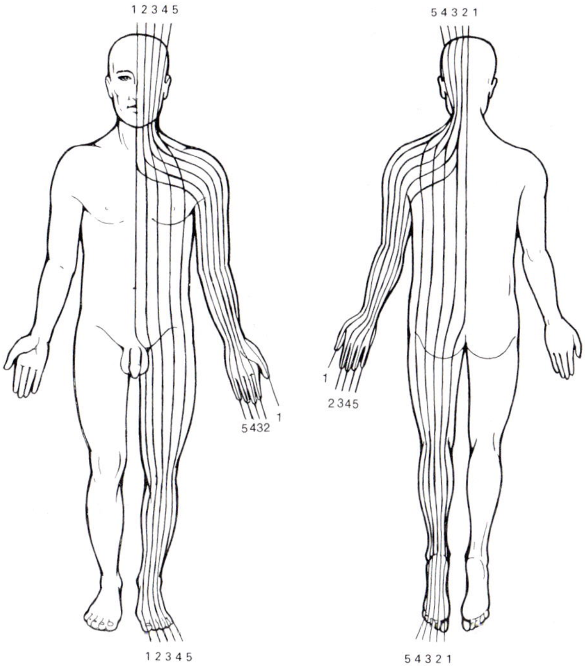

Das Zonenkonzept des amerikanischen Arztes Dr. Fitzgerald teilt den menschlichen Organismus in zehn Längszonen ein, fünf auf jeder Seite, die jeweils vom Kopf bis zu den Zehen und von den Schultern bis zu den Fingern verlaufen.

Reflexbereiche mit Längs- und Querzonen

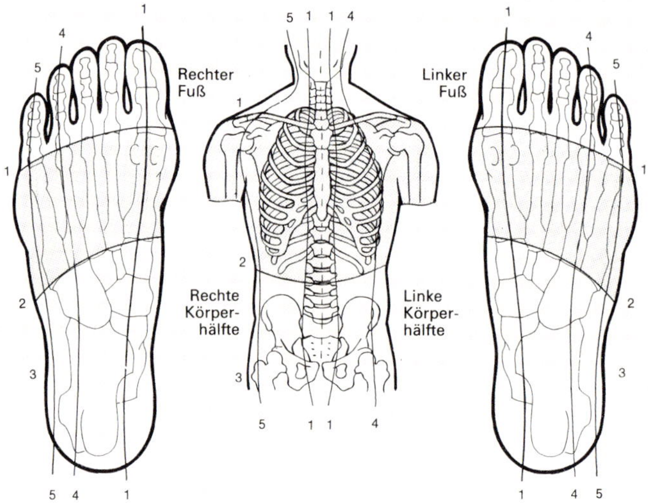

Zonenkonzept von Körper und Füßen: Reflexbereiche mit fünf Längszonen auf der rechten Körperhälfte (→ auch Zeichnung Seite 15) und dem rechten Fuß, mit fünf Längszonen auf der linken Körperhälfte und dem linken Fuß sowie mit drei Querzonen auf dem Körper und auf beiden Füßen. Dieses Rasterbild hilft Ihnen, die Körperbereiche ihren Reflexzonen an den Füßen zuzuordnen.

Beispiel: Schultergelenk

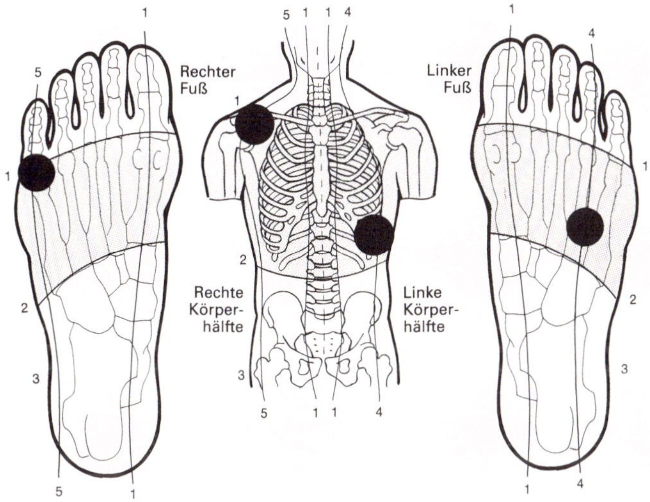

Ein Beispiel: Auf dem Rasterbild des Körpers liegt das rechte Schultergelenk in der fünften Längszone und der ersten Querzone. Die Reflexzone des rechten Schultergelenks finden Sie also im Bereich des Grundgelenks der kleinen Zehe am rechten Fuß. Versuchen Sie jetzt, die beiden anderen Punkte zu identifizieren (Hilfe finden Sie auf Seite 43).

So wirkt Reflexzonen-Massage

Es gibt sehr unterschiedliche Meinungen zu der Frage, auf welche Weise die Massage der Reflexzonen wirkt. Als volksheilkundliche Methode stützt sich diese Massage zunächst auf Erfahrungen. Unabhängig davon, ob wir die spürbaren Wirkungen gedanklich nachvollziehen und erklären können oder nicht – wir stellen fest, wir spüren, daß sie wirkt.

Über Energiebahnen …

Grundlage ist eine – bislang allerdings wissenschaftlich nicht nachgewiesene – Verbindung zwischen den behandelten Zonen an Füßen oder Händen und dem allgemeinen körperlichen Geschehen. Eine solche Verbindung ist auch aus der Energielehre der chinesischen Medizinphilosophie bekannt; dort werden diese Energiebahnen »Meridiane« genannt; sie verlaufen über den ganzen Körper (→ Literatur Seite 90).

Auch viele andere Massageformen und Therapiemethoden wie Bindegewebsmassage und Neuraltherapie gründen auf reflektorischen Beziehungen zwischen verschiedenen Reflexbereichen und zugeordneten Organen mit ihren Funktionen. Bekannt ist auch das Konzept der Headschen Zonen, benannt nach einem englischen Mediziner, der erkannte, daß bestimmte Hautsegmente reflektorische Beziehungen zu Körper- und Organfunktionen haben.

Reflexzonen-Massage am Fuß (an der Hand) ist also eine der verschiedenen Formen von Reflexzonen-Behandlung.

… oder Reflexbögen?

Lange Zeit glaubte man, die Wirkung mit der Funktion von neuronalen Reflexbögen erklären zu können. (Diese Reflexbögen bestehen gleichsam in einer »unwillkürlichen Antwort« auf einen sensiblen Reiz.) Da sich in den Füßen über 70 000 Nervenenden befinden, klang die Erklärung, daß durch die stimulierende Massage dieser Stellen die mit ihnen in Verbindung stehenden Körperfunktionen angeregt würden, recht plausibel.

Ausgehend von der Beschreibung des Massagegriffes durch Eunice Ingham – »als wolle man mit den Daumen Zuckerkristalle in der Hand zerreiben« –, haben viele Praktiker auch lange Zeit die Wirkung mit der »Theorie der kristallinen Ablagerungen« erklärt. Demnach würden Ablagerungen wie Harnsäurekristalle oder Verstopfungen von Nervenenden zerrie-

Alte Ansichten sind überholt

ben und somit wegmassiert. Heute sind diese Ansichten überholt und zum Teil widerlegt; viele Praktiker aber erklären ihren Patienten noch häufig die Reflexzonen-Massage auf diese ebenso einfache wie einleuchtende Weise.

Die Wirkung ist unbestritten

Die Wirkungszusammenhänge liegen jedoch tiefer als zunächst angenommen. Wir erreichen mit der Reflexzonen-Massage verbesserte Durchblutung und Regeneration von Organen. Im seelisch-geistigen Bereich zählen Entspannung, Ausgeglichenheit und Wohlbefinden zu den angenehmen und willkommenen Wirkungen. Schon damit schaffen wir wichtige Voraussetzungen für Heilungsprozesse.

Warum das so ist, wissen wir bis heute nicht. Kein einfaches Modell der Erklärung kann hier greifen. Reflexzonen-Massage ist sanfter und behutsamer Umgang mit Lebensenergien, und das eigentliche Geschehen dabei ist so unerklärlich und unbegreiflich wie das Leben selbst!

Die Erfahrung zeigt, daß eine sanfte und einfühlsame Massage der Reflexzonen Blockaden oder Verspannungen löst und Öffnung sowie Entspannung ermöglicht. Manchmal vergleichen Menschen die Wirkung der Massage mit dem Öffnen einer Schleuse; sie haben das Gefühl, als ob etwas in Gang gesetzt worden sei oder etwas zu fließen begonnen habe.

Bedeutung für die Gesundheitspraxis

Darin sehe ich auch die große Bedeutung der Reflexzonen-Massage für die Gesundheitspraxis der Zukunft: Jeder kann damit auf einfache und wirkungsvolle Weise selbst dafür sorgen, daß unharmonische Zustände oder Blockaden durch die Aktivierung der eigenen Energien aufgelöst werden und die Energie frei und ungehindert ihre natürliche gesundheitserhaltende Wirkung entfalten kann.

Die folgende Geschichte schildert die Befreiung von Blockaden und die Zusammenhänge von seelischem Empfinden und körperlichem Geschehen sehr eindrucksvoll:

Der Dichter und der Arzt

Ein Dichter suchte einen Arzt auf und sprach zu ihm: »Alle möglichen schrecklichen Symptome zeigen sich bei mir. Ich bin unglücklich, und mir geht es nicht gut, meine Haare, meine Arme und meine Beine sind wie gefoltert.«
Der Arzt antwortete: »Stimmt es, daß Sie Ihre letzte Dichtung noch nicht veröffentlicht haben?«
»Das ist wahr«, sagte der Dichter.
»Nun gut«, sagte der Arzt, »seien Sie doch bitte so freundlich, sie hier vorzutragen.«
Das tat er, und auf Anweisung des Doktors deklamierte er sie eins ums andere Mal. Dann sagte der Arzt: »Stehen Sie auf, denn Sie sind jetzt geheilt. Was Sie in Ihrem Inneren bewahrten, hat Ihr Äußeres beeinflußt. Jetzt, wo es befreit wurde, geht es Ihnen wieder gut.«
(Aus: Idris Shah »Der glücklichste Mensch. Das große Buch der Sufi-Weisheit.«)

Vorbereitung auf die Massage

Reflexzonen-Massage – für Gesunde

Reflexzonen-Massage ist für jeden Gesunden geeignet, der seine Gesundheit erhalten und in Eigenverantwortung dafür sorgen will, daß durch Entspannung und Harmonisierung der Lebensenergien Störungen sich gar nicht erst entwickeln.
In diesem Sinne gibt es weder eine Altersgrenze noch andere Kriterien, nach denen gesunde Menschen von der Reflexzonen-Massage auszuschließen wären.
Kinder haben besonders viel Spaß daran, sich gegenseitig die Füße zu massieren. Sie erfahren damit gleichsam spielerisch, wie wohltuend eine liebevolle Zuwendung zu den Füßen sein kann. Wird dieser natürliche Impuls des Spielens mit den Füßen nicht unterdrückt, so werden Kinder mit großer Freude später als Erwachsene oder sogar schon als Jugendliche mit Reflexzonen-Massage bewußt für ihre Gesundheit sorgen.
Wenn Sie sich selbst oder einen Massagepartner behandeln, machen Sie sich bewußt, daß Sie an der Aktivierung der Lebensenergien und der Selbstheilungskräfte arbeiten, unabhängig davon, ob Sie Störungen und Blockaden zu erkennen glauben.

Sie tragen Verantwortung

Grenzen und Möglichkeiten der Massage

Zur Massage der Reflexzonen als ergänzende Therapiemaßnahme zu einem bestehenden Behandlungsplan kann Ihnen nur ein Arzt oder ein erfahrener Therapeut die entsprechenden Anleitungen geben. Bitte versuchen Sie nicht, auf eigene Faust Störungen oder Krankheiten zu behandeln! Verantwortungsvoller und bewußter Umgang mit Gesundheit zeigt sich auch im Respektieren und Akzeptieren der Grenzen und Möglichkeiten einzelner Maßnahmen!
Fragt Sie der Partner, was denn Schmerzen in bestimmten Zonen zu bedeuten haben, so antworten Sie immer ehrlich, daß dies Hinweise auf gewisse Zonenbelastungen sind (→ Seite 32). Art und Ausmaß dieser Belastungen können Sie am Fuß oder an der Hand nicht erkennen. Sagen Sie deutlich,

wozu Reflexzonen-Massage im alltäglichen Bereich eingesetzt werden kann und daß die Behandlung von Krankheiten vor allem Sache des Arztes, des Heilpraktikers oder eines anderen Therapeuten ist.
Stellen Sie keine Diagnosen! Wenn Sie bei der Massage auf schmerzende Zonen treffen, so heißt das keineswegs, daß die zugeordnete Organzone »krank« ist. Reagiert der Behandelte auf die Massage bestimmter Zonen empfindlicher, kann dies ebenso durch Überbeanspruchungen, Überforderungen oder Ermüdungserscheinungen verursacht sein wie durch schon länger zurückliegende Verletzungen in diesem Fuß- oder Handbereich. Sind Gründe dieser Art auszuschließen und bemerken Sie nach einigen Massagen immer wieder dieselbe schmerzhafte Reaktion an einer bestimmten Zone, dann sollte unbedingt ein Arzt zur weiteren Klärung dieser Belastung aufgesucht werden! Machen Sie als Behandler bitte niemals Versprechungen in bezug auf irgendwelche Heilungen.

Zum Arzt!

Die Dauer einer Massage

Eine Massage pro Woche

Ich schlage vor, daß Sie pro Woche eine Massage machen (lassen), wenn Sie regelmäßig für die Erhaltung Ihres Wohlbefindens sorgen wollen (wie etwa mit der wöchentlichen Sauna). Als generelle Empfehlung für die Anwendung der Reflexzonen-Massage zur Gesundheitsvorsorge kann gelten: drei Behandlungsserien pro Jahr, wobei eine Behandlungsserie etwa zehn Massagen umfaßt.
Eine vollständige Reflexzonen-Massage dauert durchschnittlich eine Stunde. Eine sehr viel längere Behandlung birgt die Gefahr der zu großen Reizung der Zonen, und bei kürzerer Behandlung sind die Reize oft zu gering, um ihre ordnende Kraft entfalten zu können.
Anfangs, wenn Ihre Daumen noch ungeübt sind in den Bewegungsabläufen, wird es etwas länger dauern, was Sie aber nicht zu beunruhigen braucht.

Wann darf Reflexzonen-Massage nicht eingesetzt werden?

Die Reflexzonen-Massage darf auf keinen Fall angewendet werden bei:

Wichtig!

- schweren Infektionen und Erkrankungen mit hohem Fieber
- entzündlichen Prozessen im Venen- und Lymphsystem
- Erkrankungen, bei denen eine Operation angezeigt ist
- Risikoschwangerschaften (bei normal verlaufenden Schwangerschaften – bitte Rücksprache mit dem Arzt – ist hingegen für Mutter und Kind eine sehr sanfte und wohldosierte Massage ein großartiges Erlebnis, die Zonen der Beckenorgane werden dabei aber nicht massiert!)
- schweren Depressionszuständen
- Erkrankungen und Verletzungsfolgen am Fuß, die eine Behandlung unmöglich machen (starke Krampfadern, großflächiger Fußpilz)
- Trägern von Herzschrittmachern

Auch wenn die Massage der Organzonen nicht möglich ist, können Sie jederzeit den Entspannungsgriff an der Reflexzone des Solarplexus (→ Seite 55) anwenden.

Partnermassage und Eigenbehandlung

Wenn Sie die Möglichkeit haben, sich die Reflexzonen-Massage mit einem Partner zu erarbeiten, und sich diese Massage gegenseitig schenken können, dann haben Sie den Vorteil, daß Sie sich ganz entspannt der Massage hingeben und sie einfach geschehen lassen können. Sie stehen in ständigem Energieaustausch mit einem vertrauten Menschen und können in entspannter Lage die Berührung genießen.

Die Berührung genießen

Bei der Eigenbehandlung der Füße müssen Sie auf diese Vorzüge allerdings verzichten, nicht jedoch auf die Wirkung der Massage. Wenigstens einmal im Monat sollten Sie – wenn es Ihnen möglich ist – die Reflexzonen-Massage von einem Partner durchführen lassen, weil bei ausschließlicher Eigenbehandlung über den ständig gleichlaufenden Energiekreislauf

gewisse fehlgeleitete Energien nicht abfließen können. Die Behandlung durch einen Partner ermöglicht durch ständigen Energieaustausch die Selbstregulation des Energieflusses.
Die Behandlungsanleitungen im praktischen Teil gelten sinngemäß auch für die Selbstmassage der Füße. Selbstverständlich weichen Stützhand und Massagehand etwas von den Zeichnungen im Behandlungsteil ab. Machen Ihnen irgendwelche Bewegungseinschränkungen die Selbstmassage der Füße unmöglich, so weichen Sie auf Handmassage aus. Versuchen Sie, bei der Selbstmassage einen Ausgleich zu finden zwischen aktivem Engagement und Entspannung, und arbeiten Sie langsam. Bei der Eigenbehandlung ermüden die Daumen erfahrungsgemäß rascher als bei der Partnermassage.
Zuletzt sei noch auf die einfachste Form der Selbstbehandlung mit Fußreflexzonen-Massage hingewiesen. Gehen Sie auf natürlichem Untergrund möglichst viel barfuß! Damit erreichen Sie eine fein dosierte, ständige Aktivierung der Zonen an den Fußsohlen, und der Fuß wird besser durchblutet.

Bei Eigenbehandlung langsam arbeiten

Innere Haltung des Behandlers

»Das Werk zu tun sei dein alleiniges Bedürfnis, um die Früchte daraus kümmere dich nicht.« (Bhagavadgita)

Wenn Sie einen anderen Menschen massieren, genügt es, ihn bedingungslos zu akzeptieren – so, wie er ist. Es genügt, wenn Sie für diesen Menschen da sind, ihm die Zeit für die Massage schenken und, in vollem Vertrauen auf seine Lebenskraft, seine Füße behandeln. Dieses Vertrauen wird sich auf den Behandelten übertragen.
Für die Arbeit mit den Reflexzonen heißt das: Sie brauchen nicht jemandem helfen *zu wollen*; Sie brauchen nicht das Ziel, eine Störung des Gleichgewichts zu beheben. Zuviel Konzentration auf ein bestimmtes Ergebnis kann unter Umständen zu einem Zwang werden, der die Massage eher behindert als fördert. Ebenso wie der Behandelte die körperlichen Verspannungen des Massierenden spürt, übertragen sich selbstverständlich auch dessen geistige, willentliche An-

Den Behandelten ohne Vorbehalte akzeptieren

strengungen als zusätzliche Blockaden auf den Behandelten. Als Behandler stellen wir uns lediglich zur Verfügung, um das ungehinderte Fließen der Energie zu unterstützen. Wir nehmen dem Behandelten die Verantwortung für seine Gesundheit nicht ab; wir zwingen ihm auch nicht unsere Vorstellung auf von dem, was wir als gut für ihn ansehen. Damit würden weder Entspannung noch Öffnung und Geschehenlassen erreicht, sondern das Gegenteil!

Als Behandler stellen Sie sich nur zur Verfügung

Die Hände als Werkzeug

Einen Menschen zu berühren bedeutet seit jeher, ihn zu spüren und zu trösten, ihm zu helfen, seinen Schmerz zu lindern, ihn zu heilen. Massage ist die Kunst der sanften Berührung, die uns hilft, Blockaden abzubauen und einen ausgewogenen Energiefluß wiederherzustellen.

Hände – Symbol für Zuwendung

Das alleinige Werkzeug für die Behandlung sind die Hände. Reflexzonen-Massage ist Be-*hand*-lung im wahrsten Sinne des Wortes. Die Hände sind hier Symbol für menschliche Zuwendung: Der Behandler nimmt mit seinen Händen auch viele Informationen vom Fuß des Behandelten auf!

Das große Geheimnis einer wirkungsvollen Reflexzonen-Massage ist die Entspannung. Deshalb ist es auch oberstes Gebot, die Füße *sanft, behutsam* und *einfühlsam* zu massieren. Der Behandelte soll sich vertrauensvoll dem Geschehen der Massage überlassen können und auch wirklich das Gefühl haben, in »guten Händen« zu sein.

Technische Hilfsmittel?

Nicht selten werden technische Hilfsmittel wie Matten, Rollgeräte, Kugeln oder Schuheinlagen empfohlen. Aber: Alles, wovon ein dauernder, in der Stärke nicht steuerbarer Reiz auf den Fuß ausgeht, ist abzulehnen. Sollten Sie sich bereits ein Fußrollgerät zur Eigenbehandlung angeschafft haben, so beachten Sie bitte unbedingt: Behandeln Sie Ihre Füße höchstens zweimal täglich fünf Minuten; am besten morgens und abends.

Technische Hilfsmittel sind nicht notwendig

Nicht nur, weil die Geräte auch sehr teuer sind, empfehle ich Ihnen folgende Alternative, falls Sie auf eine mechanische Hilfe nicht verzichten wollen: Besorgen oder nageln Sie sich ein Holzkistchen, Größe etwa 40 mal 40 Zentimeter, geben Sie Kies hinein, und treten Sie barfuß in diesem Kistchen täglich (am besten morgens nach dem Aufstehen) etwa fünf bis sieben Minuten. Dadurch werden die Fuß-Reflexzonen massiert, die Durchblutung wird gefördert, der Blutkreislauf angeregt, und Sie fühlen sich frisch und aktiv.
Ganz deutlich möchte ich aber betonen, daß das einfühlsame Massieren mit der Hand durch nichts zu ersetzen ist.

Energie und Energieaustausch

»Ich gebe nichts von der Energie, die ich brauche, und ich nehme keine Energien auf, die ich nicht brauchen kann.«

Zu Beginn der Massage machen sich Hände und Füße miteinander vertraut. Die Hände tasten, streicheln, spüren, drücken, kneten und drehen den Fuß – das alles geschieht sehr sanft und einfühlsam mit dem Ziel, Entspannung zu ermöglichen und Vertrauen herzustellen.

Partnermassage: Austausch von Energie

Bei der Partnermassage gehen zwei Menschen aufeinander zu und begegnen einander gleichsam mit Händen und Füßen. Behandler und Behandelter stehen in einem System von Energieaustausch.
Die Veränderungen, die als Wirkung der Massage spürbar werden, geschehen also nicht allein durch die Energie des Behandlers. Sie sind nicht darauf zurückzuführen, daß der Behandler seine Energie oder einen Teil davon abgibt; Veränderungen werden vielmehr durch Energie*austausch* möglich. Das energetische Geschehen ist vergleichbar mit der Katalysatorwirkung bestimmter Stoffe: Durch den Katalysator wird eine bestimmte Reaktion ermöglicht; er selbst ist an dieser Reaktion nicht beteiligt. So ermöglicht der Behandler dem Behandelten, sich von den Blockaden zu befreien, die ihn

daran hindern, in harmonischem Gleichgewicht aller körperlichen Funktionen zu sein. Solche Veränderungen sind vor allem Beweise für die Lebenskraft des Behandelten, nicht etwa Erfolge des Behandlers!

Um sich bei der praktischen Arbeit an den Füßen des Partners diese Grundsätze in Erinnerung zu rufen, empfehle ich folgendes: Denken Sie vor Beginn der Massage kurz an den Leitgedanken (→ Seite 26), und sprechen Sie ihn in Gedanken noch einmal nach. Machen Sie sich bewußt, daß es keine gute oder schlechte Energie gibt – das Wesen von Energie ist ihr freies Fließen –, es gibt aber blockierte oder fehlgeleitete Energien. Werden die Energien von Blockaden befreit, so kann es vorkommen, daß sich ein Teil der fehlgeleiteten Energien auf den Behandler überträgt und sich in leichtem Kopfweh, vorübergehender Müdigkeit oder einem ungewöhnlichen Empfinden in den massierenden Händen zeigt.

Energieblockaden

Diese vorübergehenden Irritationen sind kein Grund, die Massage abzubrechen; in diesen Fällen genügt es, während der Behandlung die Hände immer wieder mal kräftig in Richtung Erde auszuschütteln, sich den Leitgedanken über den Energieaustausch in Erinnerung zu rufen oder sich mit einigen tiefen Atemzügen von Müdigkeit oder Kopfdruck zu befreien.

Wichtig!

Nach Beendigung einer Massage halten Sie bitte unbedingt die Hände unter fließendes kaltes Wasser. Es ist zum Ende des energetischen Austausches sehr wichtig, daß Sie nochmals alle fehlgeleiteten Energien von sich ableiten. Wiederholen Sie in Gedanken: *Alle fehlgeleiteten Energien fließen ab.* Danach erst waschen Sie Ihre Hände mit Seife und warmem Wasser.

Arbeitsgriffe

Machen wir uns noch einmal bewußt: Zur Reflexzonen-Massage brauchen wir nur unsere Hände; sie symbolisieren mitmenschliche Zuwendung, Geben und Nehmen, Austausch. Der Massagegriff darf demzufolge nichts mit Druck oder Kraft zu tun haben. Mit ihm vollziehen wir einen natürlichen Wechsel zwischen Spannung und Entspannung, Belebung und Ruhe, Aktivität und Passivität. Die Massage entspricht in ihrem Ablauf also einem Lebensgesetz, dem Gesetz des Rhythmus. Immer sind beide Hände beschäftigt; die eine als stützende, die andere als massierende Hand. Die Bewegungen der massierenden Hand sind dynamisch, fließend; sie entstehen aus dem Handzentrum. Die Stützhand sorgt dafür, daß der jeweils behandelte Fuß in den Gelenken locker bleiben kann und der massierenden Hand in der Bewegung entgegenkommt.

Aktive und passive Phase

Der Daumen nimmt eine Sonderstellung ein: Die Daumenkuppe ist Hauptkontaktstelle der massierenden Hand mit dem Fuß; durch sie werden die Massageimpulse an den Zonen der Füße gegeben. Rhythmische Bewegungen des Daumens und der locker bewegliche Fuß des Behandelten bilden auch hier eine harmonische Einheit. Der Fuß darf also keineswegs starr fixiert und dann »bearbeitet« werden!

Die Bewegungen des Daumens erinnern in ihrem Ablauf an die Fortbewegung von Raupen und sind stets vorwärts orientiert. Die Daumenkuppe tastet sich behutsam in das Fußgewebe vor und gleitet zurück; der Daumen bleibt locker und frei beweglich, seine Gelenke werden nie ganz abgewinkelt. Dem Lebensgesetz von Wechsel zwischen Spannung und Entspannung entsprechen bei der Massagebewegung eine aktive und eine passive Phase.

Wechsel von aktiver und passiver Phase

In der aktiven Phase dringt die Daumenkuppe sanft in das Fußgewebe ein, in der passiven Phase gleitet der Daumen durch einfache Entspannung in seine Ausgangslage zurück, ohne daß dabei die Gelenke ganz durchgestreckt werden. Damit bewegen sich Daumen und massierende Hand fast

Die Bewegung des Daumens

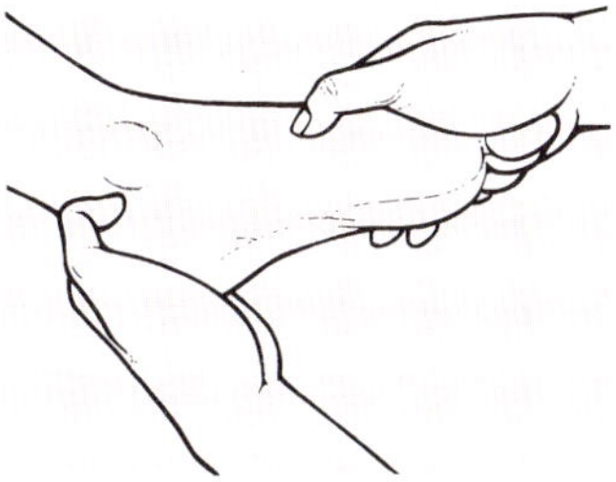

Aktive Phase des Massagegriffes: Die Daumenkuppe liegt mit sehr sanftem Druck am Fuß ...

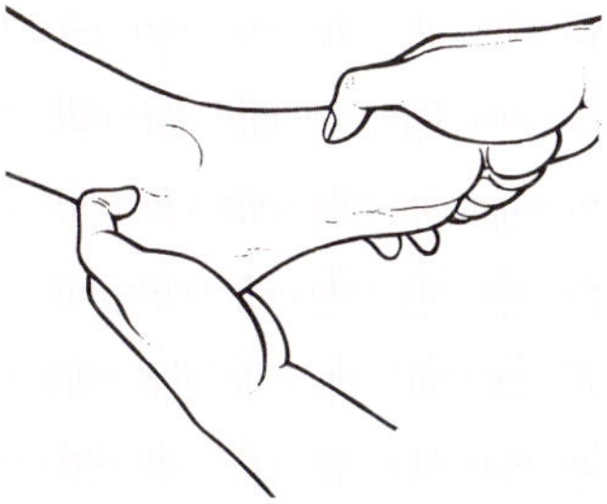

... und dringt sanft und behutsam in das Gewebe ein.

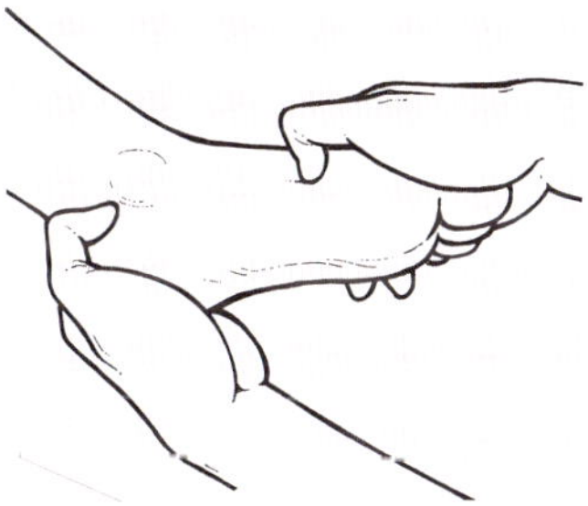

Übergang von aktiver zu passiver Phase: Bevor der Daumen eine rechtwinkelige Stellung einnimmt, ...

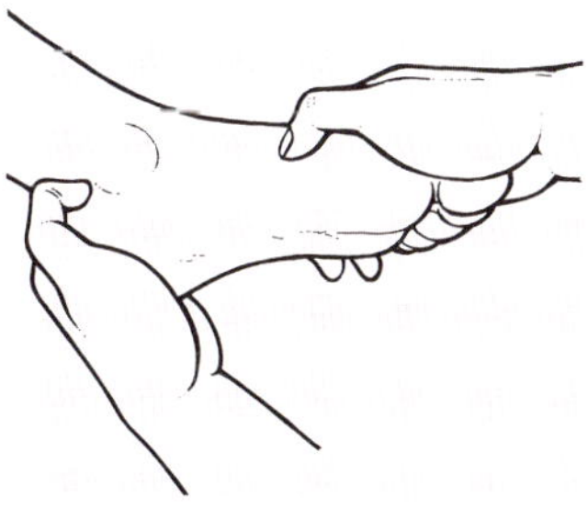

Passive Phase des Massagegriffes: ... gleitet er durch Nachlassen der Spannung in seine Ausgangslage zurück – gleichzeitig hat sich die Massagehand ein kleines Stückchen vorwärts bewegt.

automatisch vorwärts; der Kontakt von Hand und Fuß soll in dieser fließenden Bewegung nie abgebrochen werden. Der gleichmäßige, dynamische Bewegungsrhythmus bewirkt die energetische Harmonisierung.

In der Praxis merken Sie bald, daß Sie mit diesem Bewegungsrhythmus wirklich Fingerspitzengefühl entwickeln und den Massagereiz der Empfindsamkeit des Behandelten anpassen können. Ihr eigenes Arbeitstempo, die richtige Druckintensität und Ihr persönlicher Massagerhythmus ergeben sich mit zunehmender Erfahrung. Seien Sie gerade zu Beginn geduldig mit sich selbst, und lassen Sie sich Zeit, so daß auch der Daumen sich an die zunächst ungewohnte Bewegung gewöhnen kann.

Mit beiden Daumen üben

Voraussetzung für eine Massage dieser Art ist selbstverständlich ein sehr kurz geschnittener Daumennagel, damit Sie Ihrem Massagepartner Schmerzen ersparen und ohne Behinderung massieren können. Versuchen Sie, den Arbeitsgriff gleich mit beiden Daumen zu üben; linke und rechte Hand werden nämlich gleichwertig in der Fußreflexzonen-Massage eingesetzt.

Dieser Massagegriff kann auf zwei Arten eingesetzt werden:

- zur Anregung (aktivierender Massagegriff)
- zur Beruhigung (sedierender Massagegriff)

Aktivierende Massage

Zur Anregung

Im Normalfall, das heißt, wenn der Behandelte keine besondere Schmerzreaktion zeigt, wird der *aktivierende Massage*- beziehungsweise *Arbeitsgriff* zur Anregung und Kräftigung eingesetzt. Durch den beschriebenen Massageimpuls wird das behandelte Gewebe an Fuß oder Hand und damit die zugeordnete reflektorische Zone am Körper energetisch harmonisiert, die Selbstheilungskräfte werden unterstützt.

Sedierende Massage

Bei Schmerzen

Im Ausnahmefall, das heißt, wenn Sie im Laufe der Massage auf schmerzende Zonen treffen, wenden Sie den *sedierenden Massage*- beziehungsweise *Arbeitsgriff* an: Sie verweilen mit der Daumenkuppe auf der schmerzenden Zone mit etwas kräftigerem, gleichbleibendem Druck so lange, bis der

Schmerz ganz abgeklungen, für den Behandelten also nur noch der Daumendruck spürbar ist. Verwendung findet dieser Arbeitsgriff vor allem bei der Behandlung von Alltagsbeschwerden wie Schulter-Nacken-Verspannungen oder Rükkenschmerzen. Auf einer großflächigeren Zone, wie der der Beckenorgane, gehen Sie bei *sedierender* Arbeitsweise etwas anders vor: Massieren Sie mit etwas kräftigerem Druck diese Zonen so, daß die Daumenkuppe nach der aktiven Phase des Bewegungsablaufs auf einer Stelle sieben bis zehn Sekunden verharrt, dann bewegen Sie den Daumen einen Schritt vorwärts, um wieder einige Zeit zu verweilen.

Bei Alltagsbeschwerden

Bitte praktizieren Sie von Anfang an eine sanfte und liebevolle Massage!

Vielleicht werden Sie sich zunächst unsicher fühlen, doch lassen Sie sich davon nicht entmutigen. Denken Sie daran: *Es ist noch kein Meister vom Himmel gefallen; Übung macht den Meister* – und das Wichtigste: *In der Beschränkung zeigt sich der Meister!*

Schmerzende Zonen – was tun?

Bei der Massage der Reflexzonen werden Sie manchmal auf Stellen treffen, bei denen der Behandelte empfindlicher reagiert als bei umliegenden Zonen. Dies kann ein Hinweis auf Störungen und Belastungen sein, die Sie jedoch über die Fuß- und Handzonen allein nicht näher bestimmen können.

Zum Arzt!

Wenn der Behandelte bei einigen weiteren Behandlungen auf die Massage einer bestimmten Organzone gleichbleibend empfindsam reagiert, sollte der Arzt aufgesucht werden! Hinweise auf bestimmte Belastungen in den Zonen können auch Hautveränderungen wie Dornwarzen und Hornhautstellen geben. So wird auch manchmal das Auftreten von Fußpilz an den Reflexzonen jener Körperbereiche beobachtet, bei denen Probleme akut werden oder wiederholt auftreten.

Treffen Sie auf eine deutlich schmerz- und druckempfindliche Stelle bei der Massage der Reflexzonen, so wenden Sie den *sedierenden* Arbeitsgriff an (→ Seite 30). Der Behandelte empfindet an diesen Stellen oft einen stechenden Schmerz, als ob man mit dem Fingernagel ins Gewebe dringen würde. Es kann sein, daß in Ausnahmefällen bei *sedierendem* Griff der Schmerz wellenförmig wiederkommt. In diesem Fall unterbrechen Sie die Sedierung und wenden kurzfristig den *aktivierenden* Arbeitsgriff an (→ Seite 30). Massieren Sie vier- bis fünfmal *aktivierend* über diese Zone, und setzen Sie danach wieder den *sedierenden* Massagegriff ein (→ Seite 30); dann wird der Schmerz gleichmäßig abklingen, bis er völlig verschwunden ist.

Wechsel der Massagegriffe

So können Sie auf die Massage reagieren

Sowohl Behandler als auch Behandelter müssen mit möglichen Reaktionen vertraut sein. Zunächst signalisieren die spürbaren Reaktionen, die auf eine Massage folgen, daß bestimmte Prozesse durch Aktivierung der körpereigenen Kräfte in Gang gesetzt wurden. Machen Sie sich immer wieder bewußt, daß sich Bewegung in allen Bereichen des

Menschseins zeigen kann – im körperlichen, seelischen und im geistigen Bereich.

Es gibt kein einheitliches Schema möglicher Reaktionen; gemeinsam ist allen Menschen aber ein Merkmal: Trifft man auf eine blockierte Zone, dann ist dort die Schmerzschwelle niedriger als in den benachbarten Zonen. Der Behandelte empfindet in diesen Zonen meist einen stechenden Schmerz. Für den Behandler ist dies das Signal, im schmerzenden Bereich den *sedierenden Arbeitsgriff* einzusetzen (→ Seite 30).

Hilfe – bei Schmerzen

Merken Sie während der Behandlung, daß Füße oder Hände des Behandelten feucht werden, ist dies für Sie ein sicheres Zeichen dafür, daß der Körper genügend aktivierende Impulse empfangen hat. Arbeiten Sie in diesem Fall noch sanfter weiter als bisher.

– bei Nervosität

Trocknet die Haut innerhalb weniger Minuten nicht von selbst, ist dies ein Zeichen für nervöse Spannungszustände. Setzen Sie in diesem Fall den *speziellen Entspannungsgriff* in der Zone des Solarplexus ein (→ Seite 55), atmen Sie dabei ruhig und entspannt. Damit helfen Sie dem Behandelten, seine nervöse Spannung abzubauen. Wenn seine Haut sich dann wieder trocken anfühlt, fahren Sie mit der Massage der einzelnen Zonen fort.

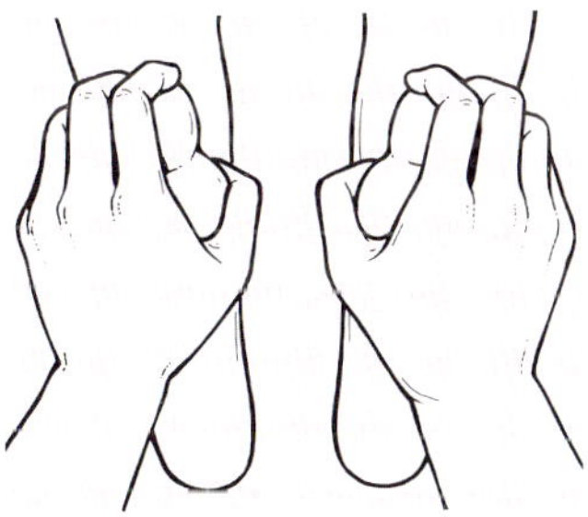

Spüren Sie während der Massage eine leichte Unruhe des Behandelten, dann ermöglichen Sie mit dem liebevollen Umschließen der Zehen und des Mittelfußbereiches Entspannung und Ruhe.

– bei Unruhe

Nehmen Sie während der Massage eine gewisse Unruhe des Behandelten wahr, so genügt es meist, die Massage für einige Zeit (etwa eine Minute, lassen Sie sich von Ihrem Gefühl leiten) zu unterbrechen, die Füße mit Ihren Händen einfühlend zu umschließen, um ein Gefühl der Sicherheit und Geborgenheit zu vermitteln.

– bei Kältegefühl

Spürt der Behandelte ein leichtes Kältegefühl während der Behandlung, sorgen Sie mit Decken für Erwärmung. Häufig beginnt der Behandelte während der Massage plötzlich zu lachen oder zu weinen. Erschrecken Sie nicht; es ist dies ein Zeichen dafür, daß sich aufgrund körperlicher Lockerungen auch seelische Blockaden lösen. Manchmal schläft der Behandelte während der Massage sogar ein; arbeiten Sie trotzdem weiter, und bringen Sie die Massage zu Ende. Nach Möglichkeit soll der schlafende Behandelte weiterschlafen können; decken Sie ihn warm zu.

Zwischen den einzelnen Behandlungen können folgende Reaktionen auftreten, die Sie aber nicht zu beunruhigen brauchen:

Entgiftung und Selbstreinigung

- allgemeine Aktivierung der Haut (verbesserte Hautdurchblutung; Erwärmung der Füße; kurzfristig vermehrte Schweißabsonderung als wichtige Entgiftungsmöglichkeit; auch leichte, unspezifische Hautausschläge, die aber in zwei, drei Tagen von selbst wieder verschwinden)
- tieferer und ruhigerer Schlaf (es kann aber auch sein, daß der Behandelte eine Nacht, allenfalls zwei Nächte etwas unruhiger schläft als gewohnt)
- vermehrte Harnausscheidung und regelmäßigere Darmtätigkeit (oft verbunden mit einer leichten Verfärbung und deutlicheren Geruchsbildung aufgrund der erhöhten Schadstoffausscheidung)
- gesteigerte Sekretionstätigkeit mancher Schleimhäute wie leichter Schnupfen oder Bronchialsekret (dies ist Ausdruck der Selbstreinigung und sollte nicht unterdrückt werden).

Reflexzonen-Massage an den Füßen

Wissenswertes für die Praxis

● Führen Sie die Massage in einem warmen, gut gelüfteten Raum durch; beengende Kleidungsstücke werden abgelegt. Bei der Eigenbehandlung der Füße sollten Sie die Knie nicht extrem abbiegen, damit es nicht durch Spannungen in den Kniegelenken zu Blockaden kommt, die Ihre Arbeit erschweren. Zur Eigenbehandlung der Füße empfehle ich die unten gezeigte Haltung.

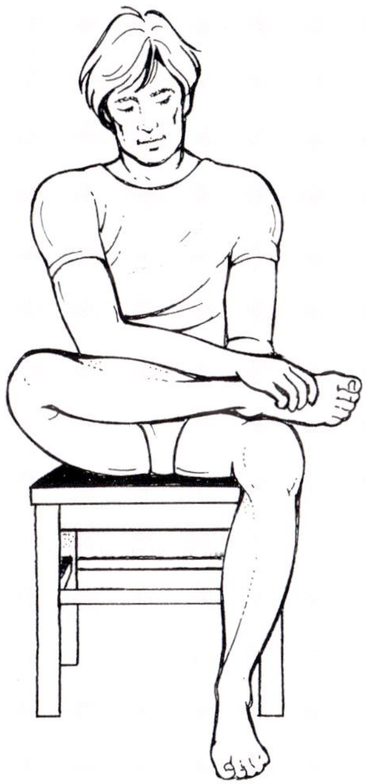

Empfohlene Sitzhaltung bei der Selbstmassage der Reflexzonen am Fuß: Bitte achten Sie auf eine möglichst entspannte Haltung!

● Bei der Partnermassage legt sich der Behandelte auf eine Massageliege, auf ein etwas höheres Bett oder einen bequemen Liegesessel (Fernsehsessel). Er sollte angenehm entspannt liegen! Wichtig: Die Kniekehlen dürfen nicht durchhängen (Knierolle oder eine zusammengerollte Decke darunterlegen)!

● Der Massierende soll die Behandlung in entspannter Sitzhaltung durchführen können, am besten auf einem in der Höhe verstellbaren Hocker sitzen.

Halten Sie Blickkontakt

● Behandler und Behandelter haben Blickkontakt, über den sich eine dauernde Beziehung entwickelt; der Behandler kann so jederzeit auf die sich durch Schmerz verändernde Mimik des Behandelten reagieren (→ Seite 32).

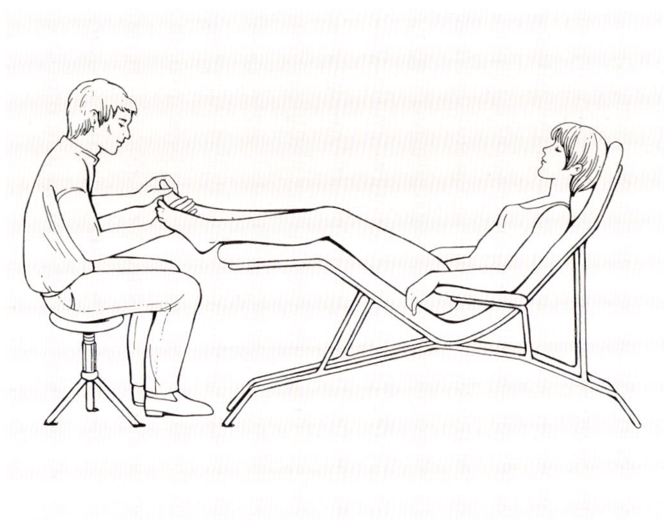

Empfohlene Massagestellung bei der Partnermassage: entspannte Sitzhaltung, kein Durchhängen der Kniekehlen, höhenverstellbarer Arbeitsstuhl, Behandler und Behandelter haben Blickkontakt.

Antworten Sie auf Fragen

- Viele Menschen wollen vor der Massage über die wichtigsten Fragen aufgeklärt werden, um die Massage in Ruhe genießen zu können. Diesem Wunsch sollten Sie selbstverständlich nachkommen.
- Während der Massage kann jederzeit gesprochen werden. Der Behandler soll auf alle Fragen des Behandelten eingehen, um keine Unsicherheiten entstehen zu lassen.
- Wenn beide es wollen, kann während der Massage eine leise und beruhigende Musik den Entspannungsprozeß unterstützen.

Nehmen Sie sich Zeit

- Massieren Sie nie unter Zeitdruck! Schenken Sie dem Behandelten Ihre Zeit! Damit schaffen Sie die besten Voraussetzungen dafür, daß Entspannung, Harmonie und Wohlbefinden einfach »geschehen« können. Es geht bei der Reflexzonen-Massage nicht darum, ein bestimmtes Ziel in einer bestimmten Zeit zu erreichen; es geht nicht darum, etwas zu »leisten« oder zu »machen« – *das Wesentliche ist, daß der Behandelnde durch seine liebevolle und sanfte Massage der Lebensenergie des Behandelten die Möglichkeit gibt, wieder frei zu fließen.*

Verwenden Sie keine Gleitmittel

- Verwenden Sie bei der Massage keine Öle, Cremes oder Gleitmittel. Der direkte Kontakt von Haut zu Haut wäre damit unterbrochen, der massierende Daumen würde ständig abgleiten und unsicher arbeiten. Nach der Massage können Sie selbstverständlich die Füße mit Pflegemitteln (Hautbalsam, erfrischende Salben) einreiben.
- Machen Sie sich bewußt, daß Sie zwar vorwiegend im körperlichen Bereich arbeiten, daß Sie aber durch die Reflexzonen mit dem ganzen Menschen und seinen Lebensenergien in Verbindung stehen! Erinnern Sie sich während der Massage immer wieder an die wichtigsten Grundregeln im Umgang mit Energie (→ Seite 26)!
- Arbeiten Sie stets sanft und behutsam. Manchmal hört man, es müsse weh tun, sonst nütze es nichts. Das ist absolut falsch! Setzen Sie auch niemals die Fingerknöchel ein! Wenn Sie ständig an der Schmerzgrenze des Behandelten arbeiten, erzeugen Sie nur weitere Verspannungen. *Das Geheimnis einer erfolgreichen Massage liegt in der Entspannung!*

Setzen Sie beide Daumen ein

● Setzen Sie von Anfang an beide Daumen ein, selbst wenn Sie vorübergehend Probleme mit dieser ungewohnten Bewegung haben. Der Massagegriff wird Ihnen bald so selbstverständlich sein wie jede andere gewohnte Handbewegung. Durch den rhythmischen Wechsel beider Daumen vermeiden Sie auch eine einseitige Überanstrengung. Beginnen Sie sanft und langsam, sich die Daumenbewegungen anzueignen. Das richtige Arbeitstempo, der Impulsrhythmus und die einem Fuß jeweils anzupassende Druckintensität, die bestimmt wird von der unterschiedlichen Empfindlichkeit der Behandelten, ergeben sich in der Praxis von selbst. Sie werden erleben, wie schnell sich Ihr »Fingerspitzengefühl« im Umgang mit Füßen entwickelt!

● Beginnen Sie die Massage der Zonen stets am rechten Fuß. Aus Erfahrung wissen wir: Die rechte Seite des Menschen spiegelt das Gegenwärtige wider, das Vorhandene, das »Greifbare«, den Verstandesbereich; die linke Seite hingegen das Vergangene, das Verborgene, das »Mögliche«, den Gefühlsbereich. Nehmen Sie Kontakt mit dem Menschen im Hier und Jetzt auf, schaffen Sie eine Vertrauensbasis, dringen Sie nicht gleich in sein Gefühlsleben ein! Deshalb beginnen Sie bitte am rechten Fuß.

Massieren Sie die einzelnen Zonen in der Reihenfolge, wie sie im Behandlungsteil vorgestellt sind, jeweils zuerst am rechten, dann am linken Fuß.

Das Ausstreichen

● Beginn und Abschluß der Massage jeder einzelnen Zone: Wenn Sie die Reflexzonen eines bestimmten Organbereichs in beiden Füßen massiert haben, »streichen« Sie die Füße

Wichtig!

aus, indem Sie an ihrer Innenseite mit einer Hand von den Zehen zur Ferse und an ihrer Außenseite gleichzeitig mit der anderen Hand von der Ferse Richtung Zehen streichen (→ Zeichnungen Seite 39).

Streichen Sie bitte nach der Massage einer jeden Zone beide Füße auf diese Weise aus! (In den einzelnen Kapiteln werden Sie jeweils daran erinnert.)

● Machen Sie sich bewußt, daß Sie mit Reflexzonen-Massage die Gesundheit unterstützen, also die Fähigkeit des

Begeben Sie sich in »gute Hände«

Menschen stärken, aus eigener Kraft mit störenden Einflüssen fertig zu werden. Sie haben es »in der Hand«, für Wohlbefinden zu sorgen. Wenn Sie sich behandeln lassen, achten Sie darauf, daß Sie sich »in gute Hände begeben«. Verlassen Sie sich bei der Entscheidung, von wem Sie sich massieren lassen, auf Ihr Gefühl.
Behandeln Sie einen anderen, so denken Sie an folgende Worte: *»Bleibe selbst im Gleichgewicht und massiere mit Liebe.«*

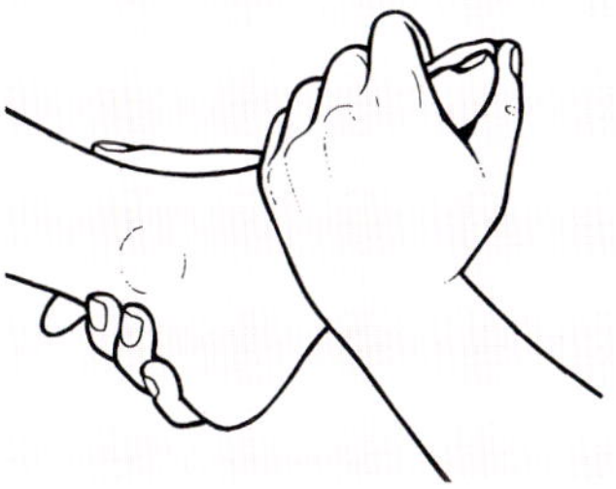

Das beruhigende und harmonisierende Ausstreichen des Fußes: Auf der Fußinnenseite streichen Sie mit einer Hand in Richtung Knöchel, ...

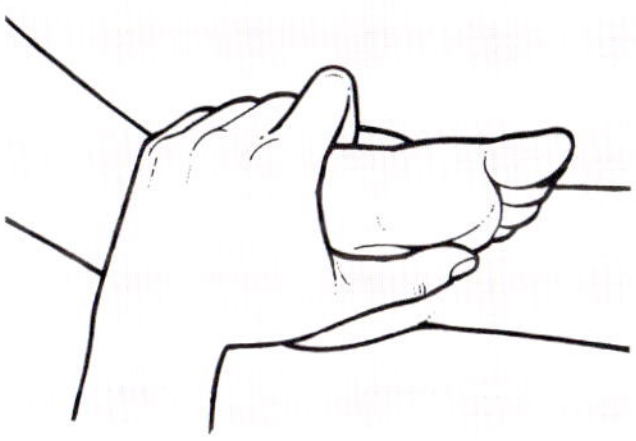

... während Sie gleichzeitig mit der anderen Hand von der Unterschenkelaußenseite in Richtung Zehen streichen.

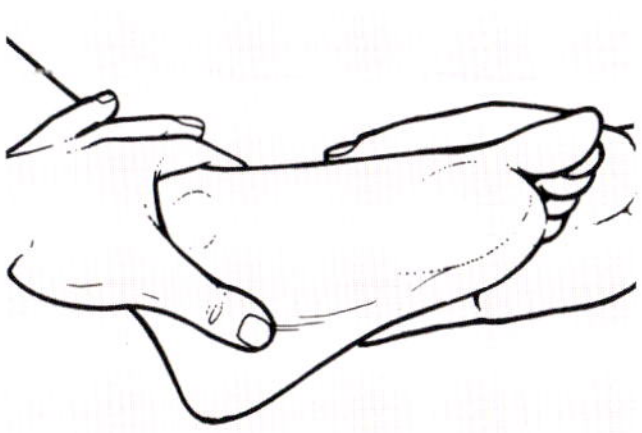

Diese Streichbewegungen folgen dem natürlichen Energiefluß: An der Körperinnenseite fließt Energie von den Füßen zum Kopf und an der Körperaußenseite vom Kopf zu den Füßen.

● Bevor Sie das erste Mal mit der Massage beginnen, lesen Sie zunächst den Behandlungsablauf vollständig durch, verschaffen Sie sich dann anhand der Zeichnungen (→ Seite 42 bis 45) einen Überblick! Wenn Sie eine vollständige Massage durchführen, soll die Behandlung in der vorgestellten Reihenfolge ablaufen.

So stellen Sie Kontakt mit den Füßen her

Ertasten Sie den Fuß

Sie beginnen die Massage, indem Sie durch Ihre Hände mit dem Behandelten in Kontakt treten. Sie ertasten sich den Fuß, nehmen Informationen auf über Hauttemperatur, Spannungszustand des Gewebes und die knöcherne Grundstruktur des Fußes. Sie drehen den Fuß leicht in seinen Gelenken, kneten behutsam das Gewebe durch, streichen einfach über den Fuß, ganz nach Belieben.
Machen Sie diese Bewegungen nicht nach einem bestimmten Plan, sondern lassen Sie die Finger ihren eigenen Weg spüren – tun Sie einfach das, was Ihnen Spaß macht.

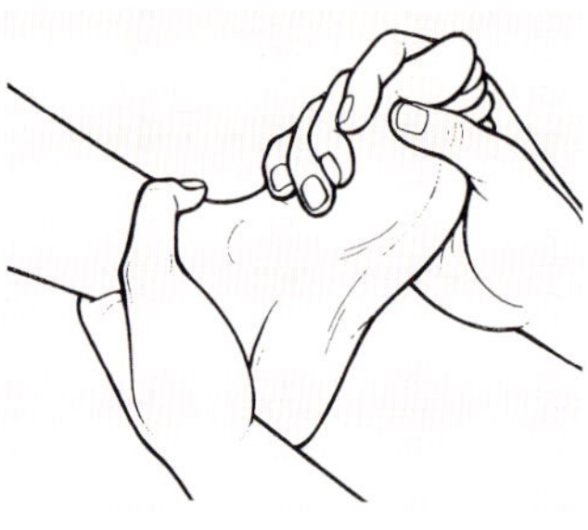

Lassen Sie den behandelten Partner von Anfang an Ruhe, Sicherheit, Liebe und Geborgenheit spüren!

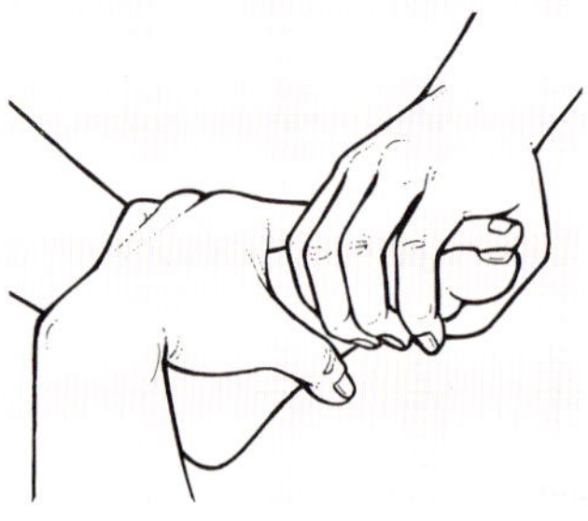

Sobald Sie die Füße berühren, greifen Sie sanft, aber doch bestimmt zu! Wenn Sie den Fuß in seinen Gelenken drehen, gehen Sie bitte nie über einen spürbaren Widerstand hinweg!

Fragen Sie nach dem Befinden

Fragen Sie dabei den Behandelten nach seinem Befinden, nach ihm bekannten Störungen, denn davon hängt ab, was Sie tun können oder aber lassen sollten (→ Seite 23). Während der Berührung und des Gesprächs haben beide, Behandler und Behandelter, die Möglichkeit, sich auf die Massage einzustimmen, eine Vertrauensbasis herzustellen und den Prozeß der Entspannung beginnen zu lassen.
Ruhe und Ausgeglichenheit des Behandlers übertragen sich dabei auf den Behandelten! Wenn Sie das Gefühl haben, daß der Behandelte in die Entspannung gleitet, dann beginnen Sie mit der Massage der Reflexzonen der Wirbelsäule.

Die Lage der Reflexzonen an den Füßen

Die Zonen auf den Fußsohlen

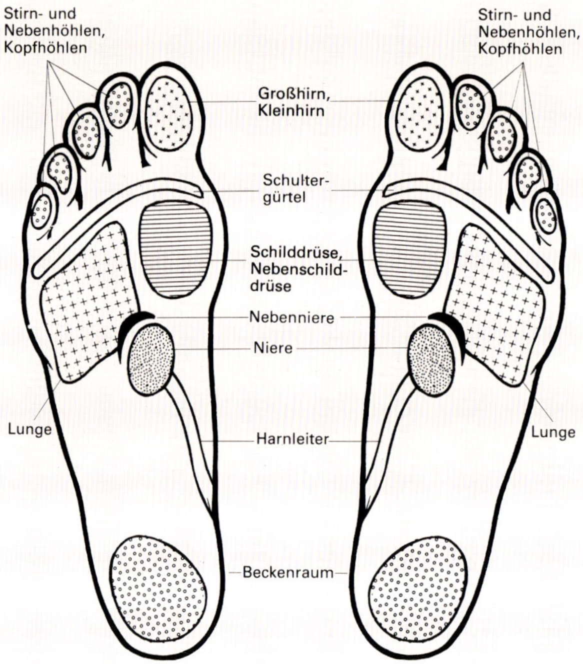

Reflexzonen rechte und linke Fußsohle – Teil 1

In den Übersichtstafeln sind jene Reflexzonen dargestellt, deren Massage in diesem Buch empfohlen wird. Diese Darstellungen ermöglichen Ihnen eine rasche und zuverlässige Orientierung.

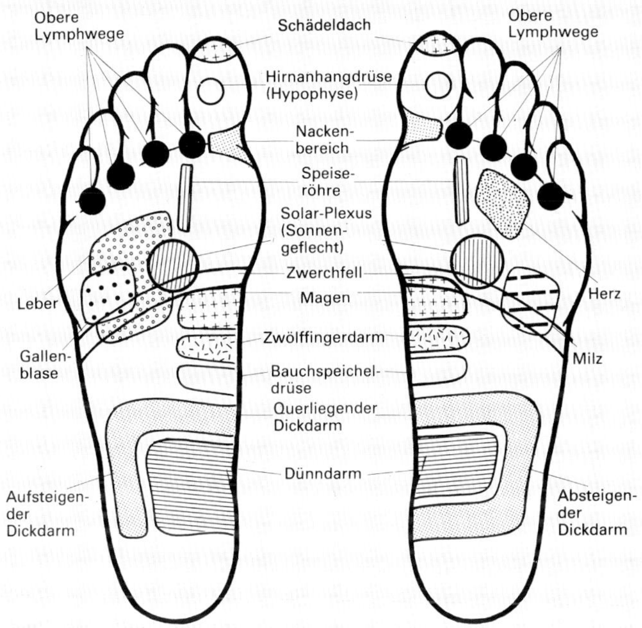

Reflexzonen rechte und linke Fußsohle – Teil 2

Damit Sie sich besser orientieren können, sind die Reflexzonen am Fuß in mehreren Abbildungen dargestellt; so konnten Überschneidungen und Überlagerungen vermieden werden.

Die Zonen an den Fußinnenseiten

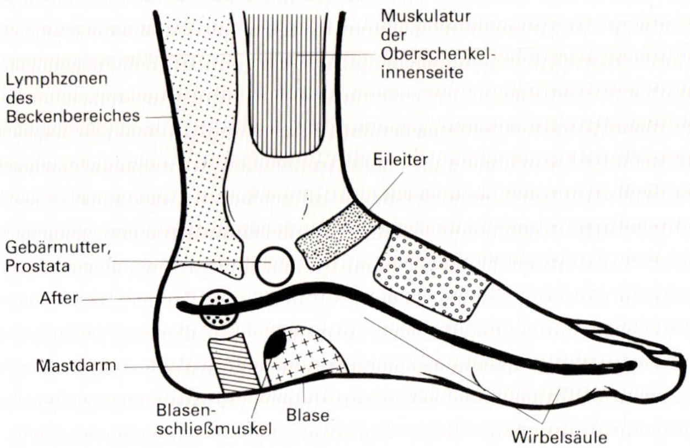

Die Zonen an den Fußaußenseiten

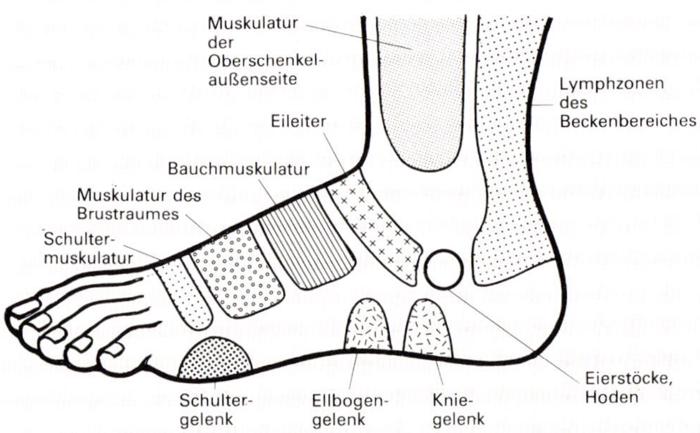

Die Zonen an den Fußrücken

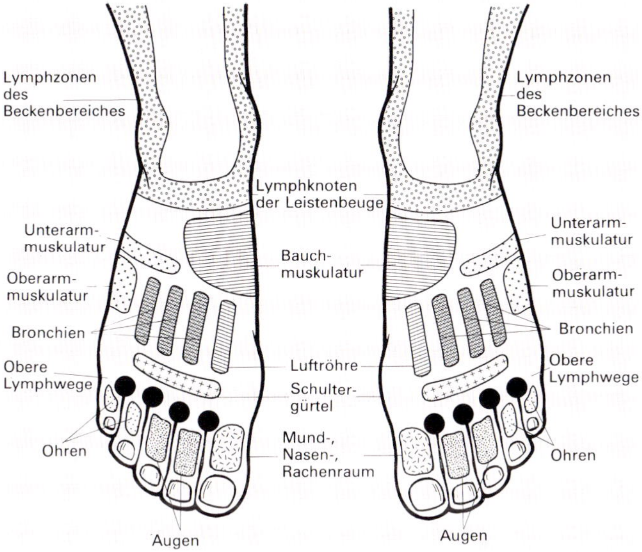

Reflexzonen am rechten und linken Fußrücken

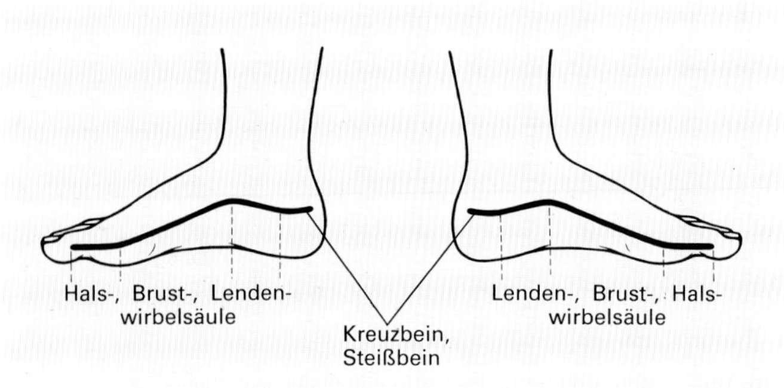

Da die Funktionsfähigkeit der Wirbelsäule für unsere Gesundheit von entscheidender Bedeutung ist, wird diese Zone zuerst massiert. Bei den Zwischenwirbellöchern treten Nervenstränge aus, die unsere Organe versorgen. Über diese Nervenverbindungen erreichen Sie bei der Massage durch die harmonisierenden Impulse auf indirekte Weise den gesamten Organismus!

Die Reflexzonen der Wirbelsäule finden Sie in beiden Füßen jeweils an der Innenseite. Ihre Linie entspricht etwa der Form der Wirbelsäule. Die Zone der Halswirbelsäule reicht vom ersten Gelenk der Großzehe bis zum Zehengrundgelenk; von da verläuft die Zone der Brustwirbelsäule entlang dem ersten Mittelfußknochen bis zu einem deutlich spürbaren Knochenvorsprung (Kahnbein). Die Fortsetzung bildet die Zone der Lendenwirbelsäule, etwa einen Fingerbreit unterhalb des Innenknöchels verlaufend; dahinter findet sich, leicht nach oben weisend, die Zone des Kreuz- und Steißbeins. Entlang dieser Linie bewegt sich der massierende Daumen vom ersten Großzehengelenk bis zum hinteren Ende des Fersenbeins.

Bitte beachten Sie:
Viele Menschen haben Verspannungen oder Blockaden im Wirbelsäulenbereich, was sich auch durch eine schmerzhafte Reaktion bei der Massage der entsprechenden Zonen bemerkbar macht. Hat der Behandelte solche Beschwerden, so setzen Sie den *sedierenden* Arbeitsgriff ein: Die Daumenkuppe verweilt mit etwas festerem Druck so lange auf dem schmerzenden Punkt, bis der Schmerz abgeklungen ist und Ihr Partner nur noch den Daumendruck spürt (→ Zeichnung 5).

Je länger Sie sich zur Massage der Wirbelsäulenzone Zeit nehmen, desto besser wird sich Ihr Partner schon zu Beginn der Massage entspannen, ruhig werden und sich dem Geschehen der sanften Behandlung öffnen können. Lassen Sie sich also ruhig Zeit für die Massage dieser wichtigen Zone.

Die Massage

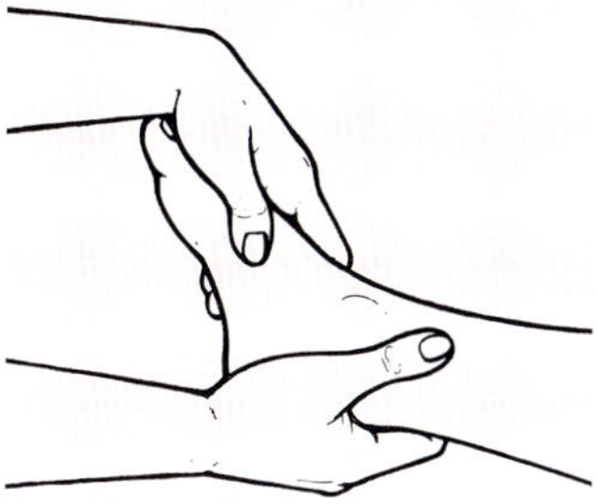

❶ Nehmen Sie mit Ihrer rechten Hand den rechten Fuß Ihres Partners, und geben Sie dem Fuß im Fersenbereich sicheren Halt. Mit der linken Hand massieren Sie mit dem rhythmischen Arbeitsgriff des Daumens von der Zehe in Richtung Ferse – entlang der Reflexzone. Wiederholen Sie das drei- bis viermal.

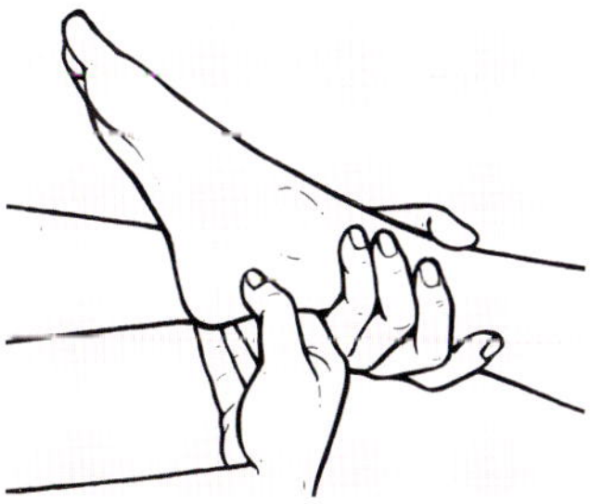

❷ Halten Sie dann mit Ihrer linken Hand den rechten Fuß etwa zehn Zentimeter oberhalb der Knöchel; massieren Sie nun, an der Ferse beginnend, in Richtung zum großen Zeh. Die anderen Finger der massierenden Hand geben dabei dem Daumen Halt und Stütze, indem sie die Ferse umgreifen.

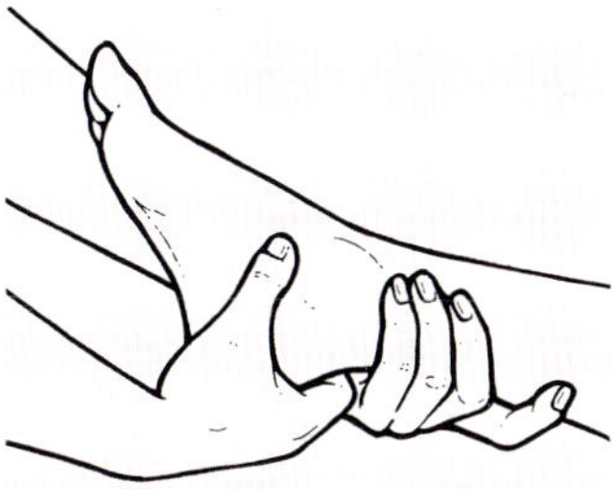

❸ Wenn Sie von der Ferse in Richtung Zehe massieren, spüren Sie einen deutlichen Vorsprung, das Kahnbein. Machen Sie kurz halt, und greifen Sie um: Der Daumen bleibt auf diesem Punkt liegen.

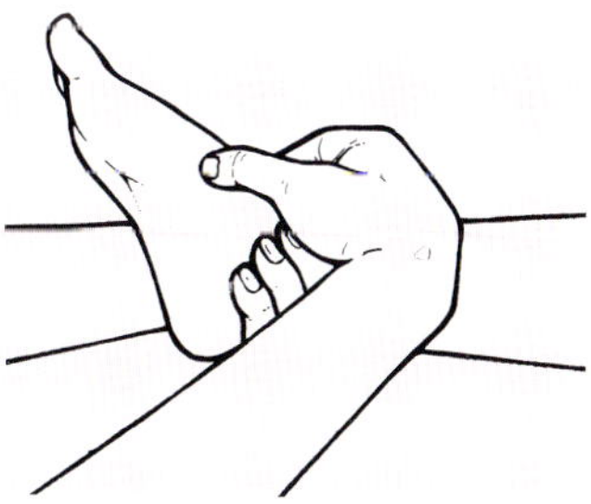

❹ Sie drehen die Massagehand nach oben, die Finger liegen über dem Mittelfußknochen. Massieren Sie in Richtung Großzehe drei- bis viermal, dann können Sie wechseln: vom Zeh zur Ferse; umgreifen – und wieder von der Ferse zum Zeh. Massieren Sie langsam und ruhig etwa zehnmal hin und her.

● Die Massage am linken Fuß führen Sie in der gleichen Weise aus.

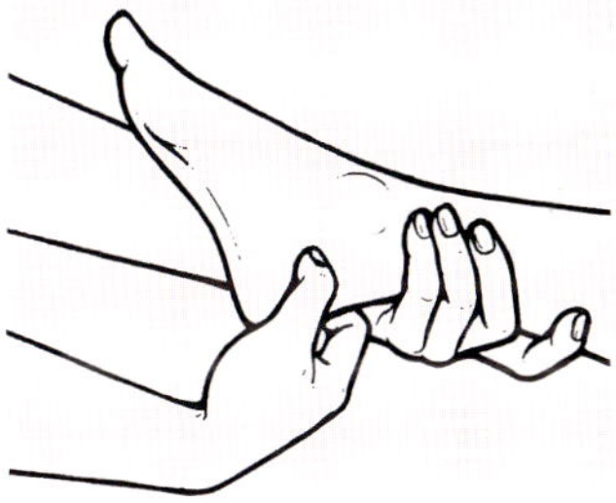

❺ *Sedierender* Massagegriff bei Verspannungen und Beschwerden im Bereich der Lendenwirbelsäule.

Streichen Sie anschließend die Füße sanft aus, bevor Sie zur nächsten Zone übergehen (→ Ausstreichen, Seite 38).

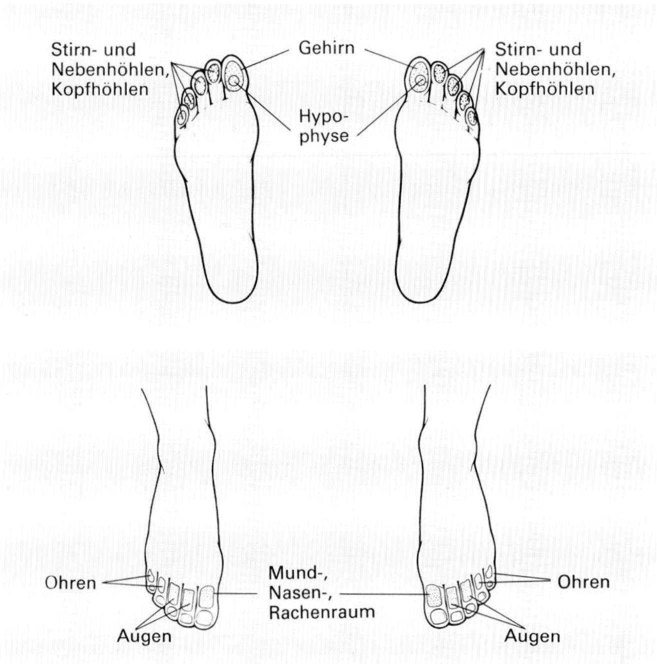

Diese Zonen finden Sie in beiden Füßen in den Zehen und im Bereich der Zehengrundgelenkslinie. Bei den Kopfzonen stoßen wir auf eine Besonderheit: Sie finden sich zum einen in allen Zehen, zum anderen als nochmalige Verkleinerung in der Großzehe. Die Zone der Kopfhinterseite liegt auf der Großzehenbeere, die Gesichtskopfzonen (Nasen- und Rachenraum, Mundhöhle) liegen auf der Oberseite der Großzehe. Die Augenreflexzonen befinden sich am zweiten und dritten Zeh. Die Zone der Hypophyse (Hirnanhangsdrüse) liegt genau auf der Großzehenbeere. Die Zonen des gesamten Kopfhöhlenbereiches (Stirn- und Nebenhöhlen) lassen sich auf allen anderen Zehenbeeren behandeln.

Bitte beachten Sie:
Bei Kurzsichtigkeit verstärkte *aktivierende* Massage der zweiten Zehen; bei Weitsichtigkeit verstärkte *aktivierende* Massage der dritten Zehen. Bei Schnupfen, Heiserkeit und leichtem Halsweh sowie chronischen Nebenhöhlenproblemen: längere *Aktivierung* der Zonen des Mund-, Nasen- und Rachenraumes zur besseren Versorgung der Schleimhäute. Bei allen hormonellen Störungen, etwa Wachstumsstörungen bei Kindern oder Störungen des Menstruationszyklus, bei leichtem Fieber und Konzentrationsstörungen: längere *aktivierende* Massage der Hypophysenzone. Selbstverständlich ist die Massage der Kopfzonen wichtig bei allen Formen von Kopfschmerzen. Sie können jedoch verschiedene Ursachen haben, etwa seelische Belastungen oder Probleme im Beckenbereich; ebenso sind Verspannungen im Nacken-Schulter-Bereich oft mitverantwortlich für Kopfschmerzen. Deshalb sollte sich die Behandlung nicht nur auf die Kopfzonen beschränken.

Die Massage

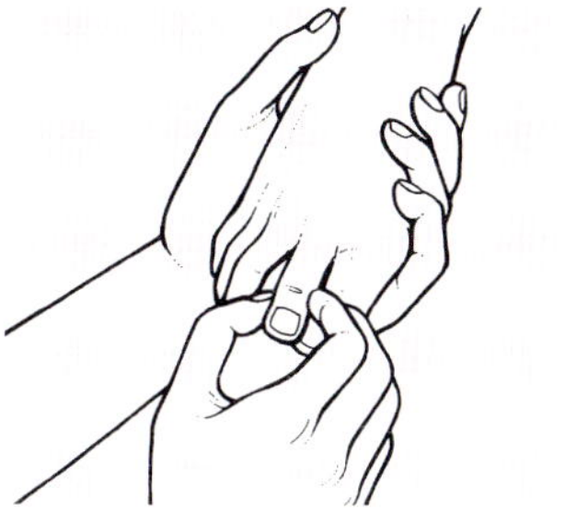

❶ Massieren Sie zunächst die Großzehe und dann der Reihe nach die Kleinzehen. Am einfachsten ist ein leichter Zangengriff mit Daumen und Zeigefinger. Achten Sie darauf, daß Sie die Zehen von oben, von unten und von beiden Seiten durchmassieren.

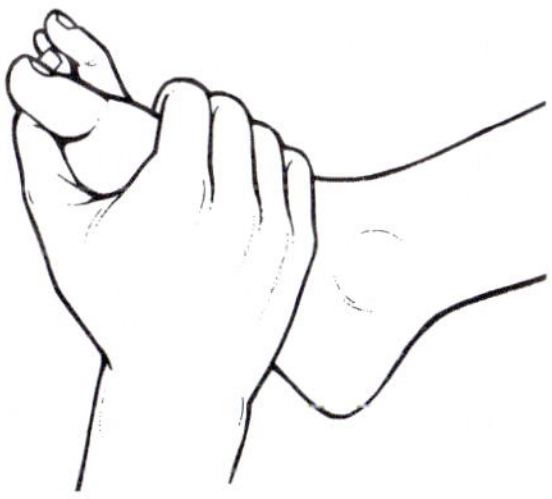

❷ Bei der seitlichen Massage ist es sehr hilfreich, die Zehen mit dem Daumen der anderen Hand zu stützen.

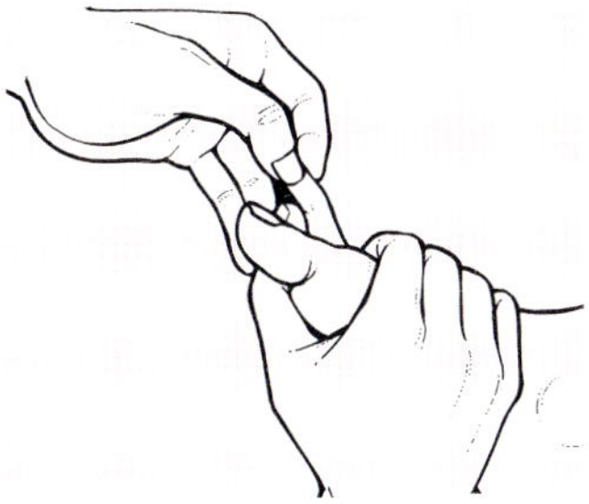

❸ Massieren Sie auf diese Weise an der Großzehe den Gehirnbereich, an der zweiten und dritten Zehe die Reflexzonen der Augen und an der vierten und fünften Zehe die Reflexzonen der Ohren.

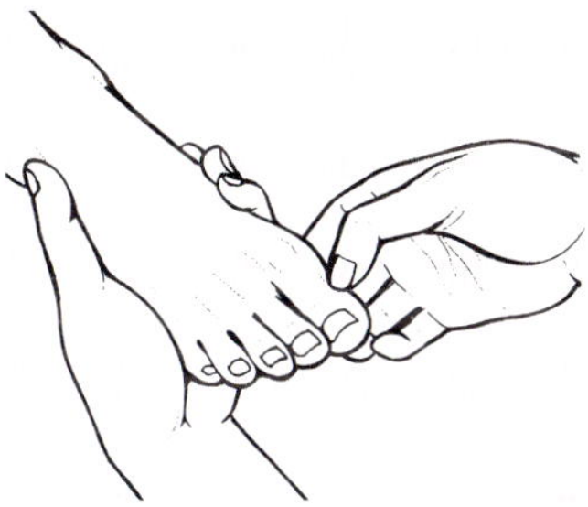

❹ Massieren Sie anschließend an der Großzehe die Zone des Mund-, Nasen- und Rachenraumes; das ist der Bereich vom Zehennagel bis zum Großzehengrundgelenk.

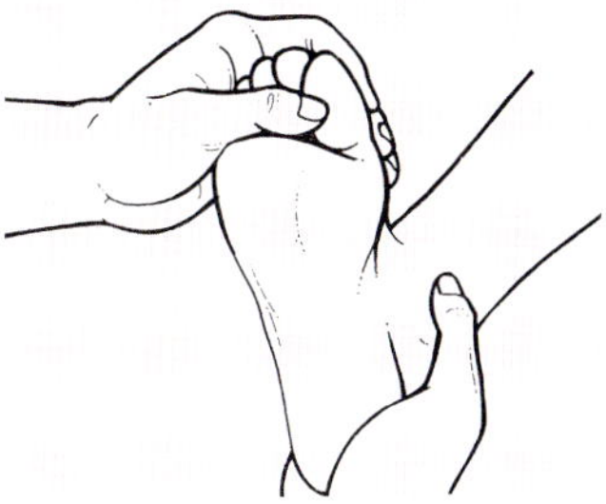

❺ Die Reflexzone der Hypophyse, die Sie als nächstes massieren, ist deutlich sichtbar; sie wird etwas länger *aktivierend* massiert. Legen Sie die Daumenkuppe ins Zentrum der Großzehenbeere, stützen Sie mit den anderen Fingern die Großzehe, und beginnen Sie mit dem Daumen leicht zu kreisen.

Mit diesem Arbeitsgriff arbeiten Sie auch an den anderen Zehen, wenn Sie anschließend den gesamten Kopfhöhlenbereich (Stirn- und Nebenhöhlen) auf den Zehenbeeren massieren.

● Massieren Sie dann die Kopfzonen am linken Fuß ebenso; Hypophyse- und Kopfhöhlenzonen können an beiden Füßen mit je einer Hand auch gleichzeitig massiert werden.

Ausstreichen (→ Seite 38).

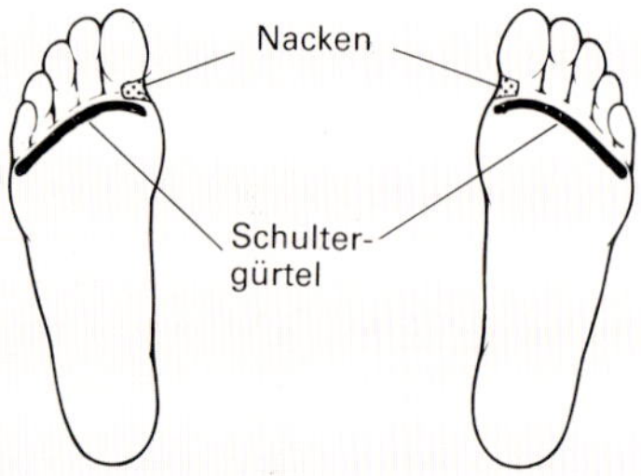

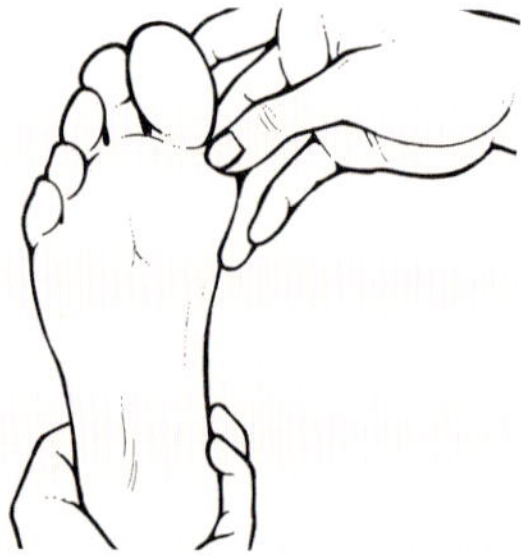

❷ Massieren Sie die Zone des Nackens entlang dem Großzehengelenk von der Fußinnenseite ausgehend bis zur zweiten Zehe.

● Massieren Sie diese Zonen am linken Fuß ebenso.

Sie finden die Reflexzonen des Schultergürtels entlang der Zehengrundgelenkslinie auf der Fußsohle wie am Fußrücken. Die Nackenreflexzonen liegen auf der Fußsohle rund um das Großzehengrundgelenk.

Bitte beachten Sie:
Aufgrund von Verspannungen in diesem Bereich sind viele Menschen hier sehr schmerzempfindlich; bei diesen akuten Verspannungsschmerzen benutzen Sie den *sedierenden* Arbeitsgriff. Bei Nacken- und Schulterverspannungen und damit verbundenen Kopfschmerzen sollten diese Zonen regelmäßig massiert werden.
Lassen Sie Ihre Zehen auch öfter mit einem kleinen Gummiball oder Kieselstein spielen: aufheben, fallen lassen, aufheben, wegwerfen ... Sie werden bald spüren, wie beweglich Ihre Zehen werden und wie damit der Nackenbereich freier wird.

Die Massage

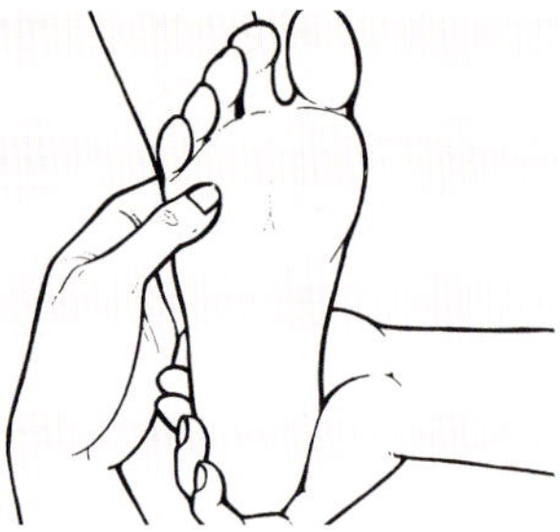

❶ Vom Kleinzehengrundgelenk des rechten Fußes massieren Sie zum Großzehengelenk; am besten abwechselnd auf der Fußsohle und am Fußrücken. Die Massage der Zone des Schultergürtels wird als sehr wohltuend und entspannend erlebt; lassen Sie sich dazu bitte Zeit.

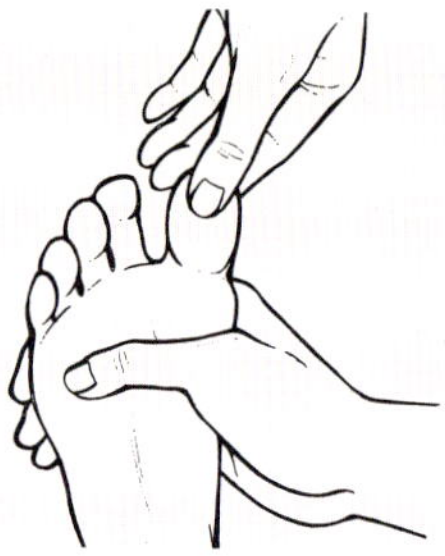

❸ Zur Lockerung von Blokkaden im Nackenbereich: Drehen Sie die Großzehen beider Füße nacheinander unter leichtem Zug; beginnen Sie mit ganz kleinen Kreisen, und gehen Sie nie über einen spürbaren Widerstand hinweg! Das entspricht etwa dem Kreisen des Kopfes.
Ausstreichen (→ Seite 38).

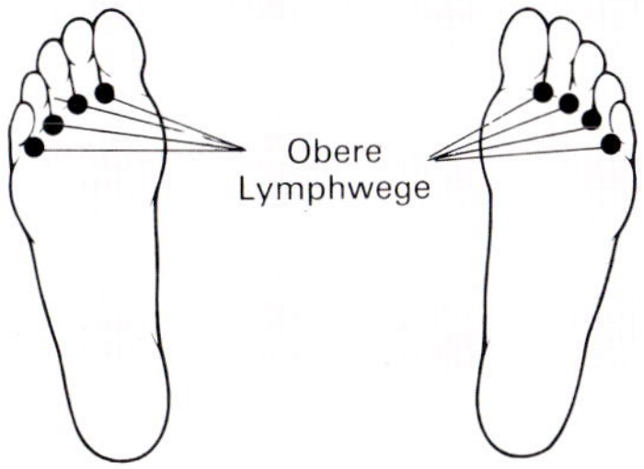

Die Massage

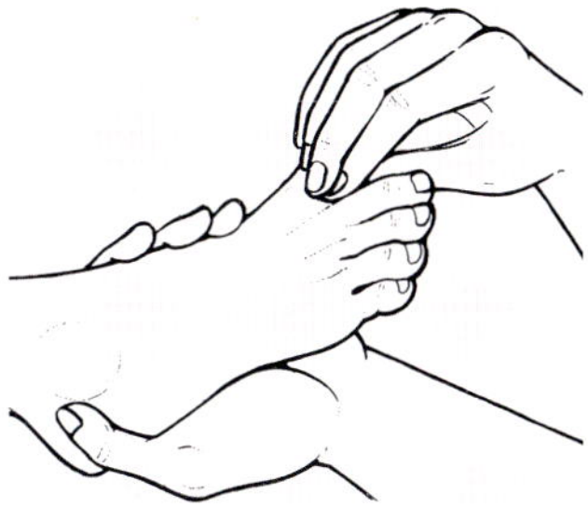

Die Reflexzonen der oberen Lymphwege liegen zwischen den Zehen; sie sind identisch mit den Hautfalten im Zehenzwischenraum. Die Massage dieser Zonen erfolgt mit einem eigenen Arbeitsgriff, bei dem Daumen und Zeigefinger gleichzeitig eingesetzt werden.
Der Behandelte wird in den meisten Fällen stärkeren Schmerz verspüren. Dies ist auf die in der Regel hohe Belastung des Lymphsystems zurückzuführen.

Bitte beachten Sie:
Die Massage der Zonen der oberen Lymphwege aktiviert das Abwehr-(Immun-)System und unterstützt mit der Aktivierung der oberen Lymphgefäße den Abfluß der Giftstoffe.
Bei Asthma, Heuschnupfen und vielen anderen allergischen Störungen sind die Zehenzwischenräume der zweiten und dritten beziehungsweise der dritten und vierten Zehe besonders schmerzempfindlich; fangen Sie in diesem Fall sehr sanft an, und steigern Sie den Druck erst im Laufe mehrerer Behandlungen.
Bei vielen Formen von Kopfschmerzen wirkt die Massage dieser Zonen unmittelbar befreiend.
Leidet der Behandelte unter Fußpilz, dann weichen Sie bitte auf die Reflexzonen der Hand aus (→ Seite 69); der Arbeitsgriff bleibt derselbe.

● Beginnen Sie die Massage am rechten Fuß, und massieren Sie auf die beschriebene Weise jeden Zehenzwischenraum etwa dreimal.

❶ Streifen Sie mit einem Zangengriff von Daumen und Zeigefinger (den Daumen legen Sie auf die Fußsohle) kräftig entlang der Mittelfußknochen in Richtung Zehen, bis Sie die Hautfalte zwischen den Zehen gut zu fassen kriegen. Ziehen Sie jetzt langsam weiter, bis Sie merken, daß diese Hautfalte von selbst wieder zurückgleiten will. Nun bewegen Sie Ihre Hand nicht weiter, sondern verstärken den Druck zwischen Daumen und Zeigefinger etwas, pressen Sie gleichsam die Haut »hinaus«. Führen Sie diesen Arbeitsgriff langsam aus!

● Massieren Sie dann den linken Fuß genauso.
Mit diesem Griff endet die Massage der Kopfzonen.
Ausstreichen (→ Seite 38).

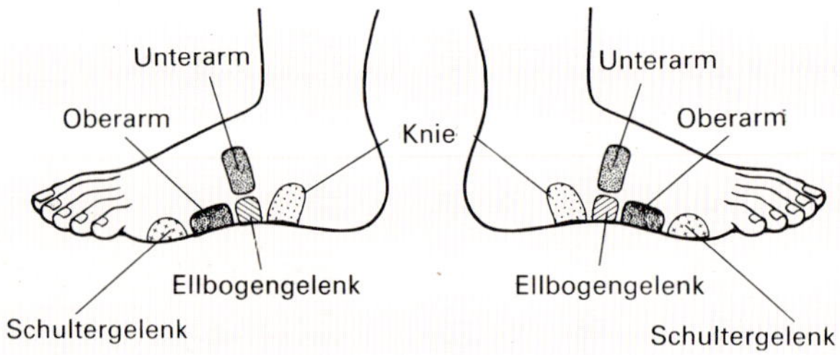

Die Reflexzonen der Schultergelenke liegen auf den beiden Kleinzehengrundgelenken des Fußrückens. Die Zonen der Oberarme liegen auf der äußeren Seite des fünften Mittelfußknochens und reichen bis zum Würfelbein, einer deutlich spürbaren knöchernen Ausbuchtung an der Fußaußenseite. Um diese Gelenkzone herum, etwas schräg über den Fußrücken bis zur Vereinigung vom zweiten und dritten Mittelfußknochen reicht die Zone des Unterarms. Knapp hinter dem Würfelbein liegt die Knie-Reflexzone.

Bitte beachten Sie:
Sind Gelenkbereiche gestört (Schulterverrenkungen, Knieverletzungen), spürt der Behandelte in diesen Zonen stechenden Schmerz. In diesem Fall wenden Sie den *sedierenden* Massagegriff an. Häufig tritt eine sofortige Linderung der Schmerzen und eine Verbesserung der Beweglichkeit ein.
Eine im Alltag häufig vorkommende Beschwerde ist der sogenannte Tennisellbogen. Über die *sedierende* Massage der Reflexzonen von Halswirbelsäule, Schulter- und Nackenbereich, Ober- und Unterarm sowie die stark *sedierende* Massage des Ellbogengelenks läßt sich die Schmerzsituation sehr günstig beeinflussen.

Die Massage

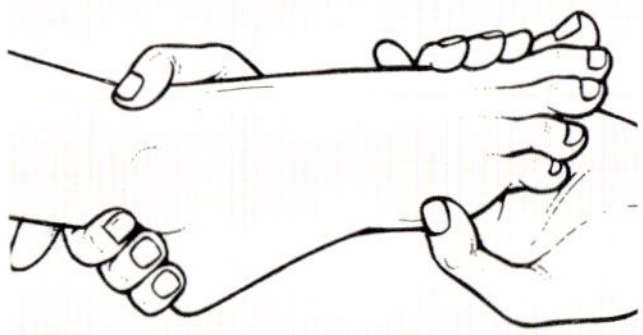

❶ Arbeiten Sie entlang der äußeren Seite des fünften Mittelfußknochens vom Kleinzehengrundgelenk bis zur Zone des Ellbogengelenks. Drehen Sie dann die massierende Hand um etwa 90 Grad, und gehen Sie direkt zur Massage der Unterarmzone über. Mehrmals.

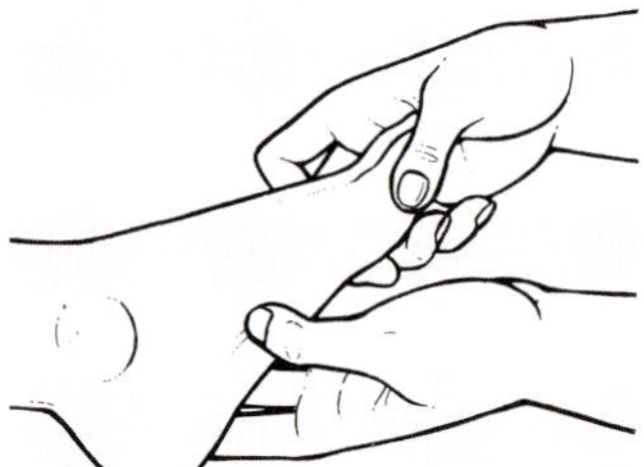

❷ Der sedierende Massagegriff in der Kniezone, bewährt bei Beweglichkeitsstörungen und Knieschmerzen.
Beide Füße massieren.
Ausstreichen (→ Seite 38).

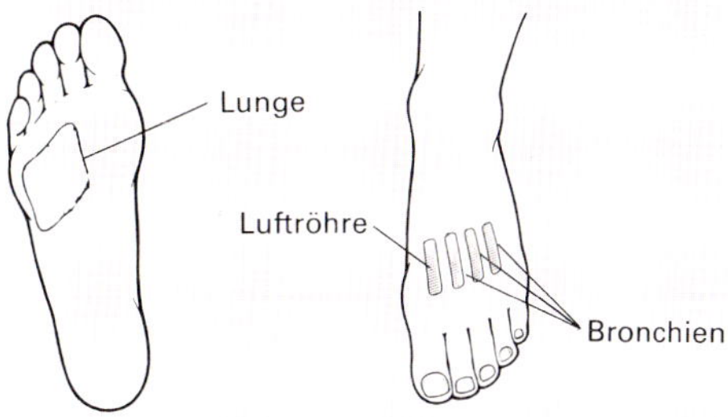

Die Reflexzonen des Mund- und Nasenraumes haben Sie bereits kennengelernt (→ Seite 48). Die Reflexzone der Luftröhre liegt in der Furche zwischen dem ersten und zweiten Mittelfußknochen. In den anderen drei Furchen liegen die Reflexzonen der Bronchien. Die Zonen der Lungen erstrecken sich auf Fußsohle und Fußrücken über das Mittelfußgebiet.

Bitte beachten Sie:
Bei einem Asthmaanfall oder bei Krampfhusten hilft folgender Griff: Pressen Sie an beiden Füßen gleichzeitig im starken *Zangengriff* die Finger in die Reflexzone der Luftröhre (→ Zeichnung 3). Dieser *Zangengriff* löst auch viele Verspannungen und Schmerzen im Zwischenrippenraum (Zwischenrippenneuralgien). Bei einem Asthmatiker unbedingt danach den *Entspannungsgriff* an der Reflexzone des Solarplexus anwenden (→ Seite 55) und die Zonen der Nebennieren aktivieren (→ Seite 62)!

Die Massage

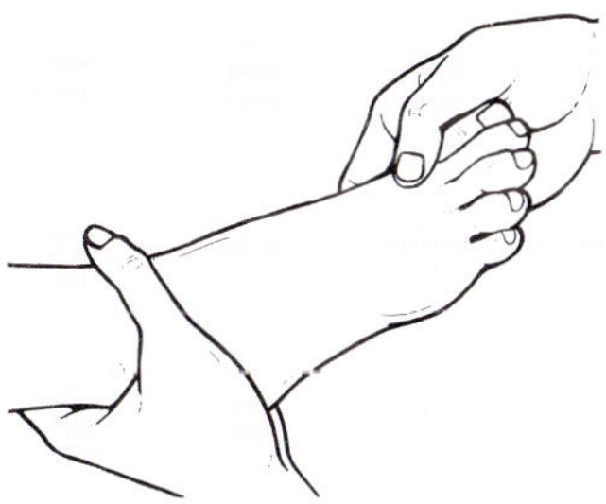

❶ Beginnen Sie die Massage wieder am rechten Fuß. Arbeiten Sie mit dem Daumen rhythmisch die einzelnen Mittelfußknochenfurchen durch; beginnen Sie dabei jeweils zwischen den Zehengrundgelenken, und arbeiten Sie in Richtung Fußgelenk. Arbeiten Sie am empfindlichen Fußrücken bei den Bronchienzonen sehr sanft!

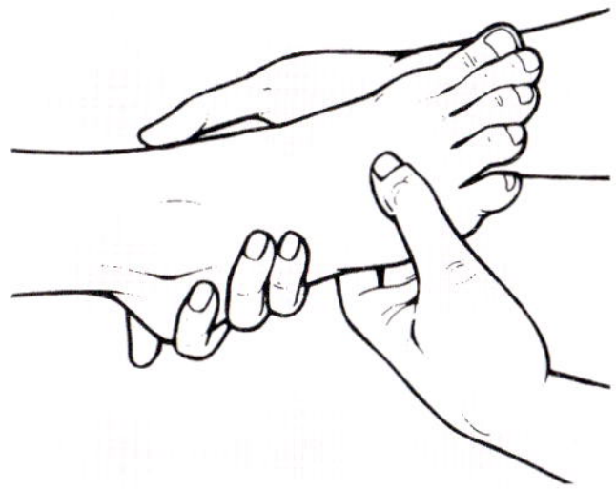

❷ Massieren Sie die Reflexzone der Lunge erst am Fußrücken, dann auf der Fußsohle, indem Sie jeweils von der Kleinzehenseite in Richtung Fußmitte massieren.
● Anschließend behandeln Sie den linken Fuß ebenso.

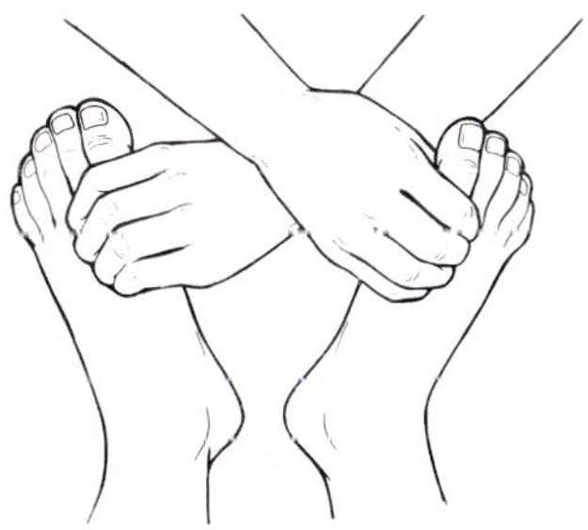

❸ Wenden Sie diesen Massagegriff bei Atembeschwerden und Verspannungen im Brustraum an.
Ausstreichen (→ Seite 38).

den erleben, daß Sie die Zeit nicht wahrnehmen. Besonders intensiv wird der stille Ruhekontakt, sobald Sie nach etwa fünf Minuten beginnen, sich auf die Atmung des Behandelten zu konzentrieren: Schauen Sie auf seinen Bauch, und drücken Sie während des Einatmens ganz leicht gegen diese Zone, gleiten Sie beim Ausatmen wieder in die Ausgangsstellung zurück.
Wiederholen Sie das drei bis vier Minuten lang. Ein Zustand tiefer und erholsamer Entspannung stellt sich dabei ein. Hier erlebt der Behandler ganz deutlich, daß sehr viel in Bewegung kommen kann durch »Nicht-Tun«. Eine sehr sanfte und einfühlsame Behandlung ist hier besonders wichtig!
Ausstreichen (→ Seite 38).

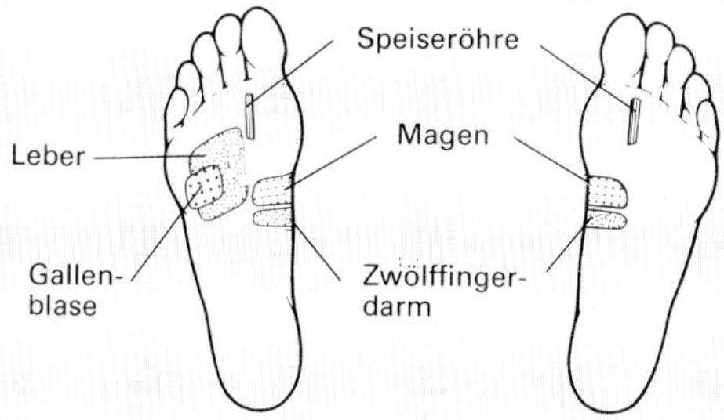

Die Reflexzonen der Verdauungsorgane befinden sich auf der Fußsohle.
Die Zone der Speiseröhre finden Sie in beiden Füßen in der ersten Furche der Mittelfußknochen.
Die Zone des Magens schließt direkt unterhalb des Grundgelenkballens der Großzehe an. Sie ist etwa eineinhalb Finger breit und reicht ungefähr über die ersten beiden Mittelfußknochen.
Unmittelbar darunter befindet sich die Reflexzone des Zwölffingerdarms.
Die Zone der Leber finden Sie im rechten Fuß im Bereich der Mittelfußknochen.
Die Zone der Gallenblase kann sich individuell etwas verschieben; sie liegt an der rechten Fußsohle zwischen drittem und fünftem Mittelfußknochen über der Verbindung Mittelfußknochen und Keilbein/Würfelbein (→ Seite 42).

Bitte beachten Sie:
Wenn Sie oder Ihr Massage-Partner unter Gastritis oder »nervösem« Magen leiden, sollten Sie unbedingt immer die *sedierende* Massage anwenden; bleiben Sie auf den einzelnen Punkten der Zonen jeweils etwa zehn Sekunden. Schon bei einem Verdacht auf ein möglicherweise offenliegendes Magengeschwür beim Behandelten darf *auf keinen Fall aktivierend* massiert werden! Die Gefahr, daß ein Magengeschwür durch die aktivierende Massage aufbricht, ist zu groß!
Bei Problemen mit der Magensäurebildung ohne entzündlichen Begleitprozeß werden die Magenzonen da-

gegen *aktivierend* massiert. In diesem Fall unterstützt die aktivierende Massage die Vorgänge zur Selbstregulation der Magenschleimhaut. Bei Müdigkeit, leichter Niedergeschlagenheit und in Regenerationsphasen nach Krankheiten hat sich eine etwas längere *aktivierende* Massage der Leberzonen als hilfreich für den weiteren Verlauf der Heilung erwiesen.
Spürt der Behandelte im Bereich der Gallenblasenzone stärkere Schmerzen, müssen Sie mit vorhandenen Ablagerungen (Gallensteinen) rechnen. In diesem Fall dürfen Sie *niemals aktivierend*, sondern *nur sedierend* arbeiten! Wiederholen sich diese Schmerzen bei einigen darauffolgenden Massagen, so muß ein Arzt zu Rate gezogen werden.

Die Massage

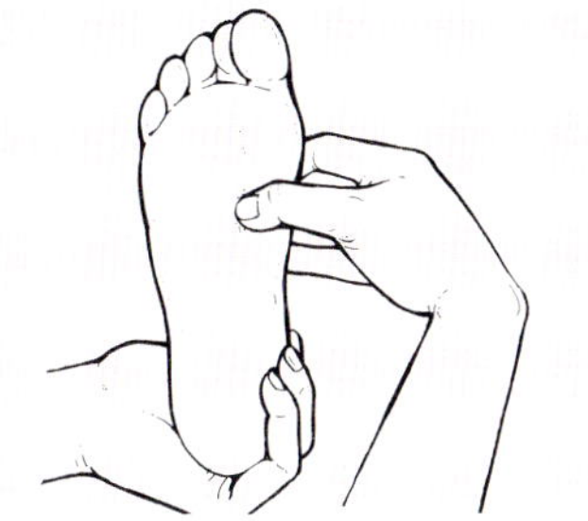

❶ Beginnen Sie am rechten Fuß, und massieren Sie die Zone des Magens unterhalb des Großzehenballens von der Fußinnenseite in Richtung Fußmitte. Arbeiten Sie anschließend darunter an der Zone des Zwölffingerdarms.

● Massieren Sie dann diese Zonen am linken Fuß.

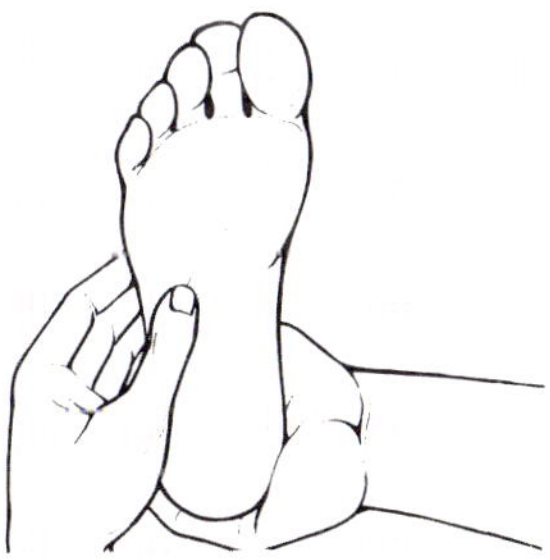

❷ Mit der linken Hand massieren Sie nun am rechten Fuß die Zonen von Leber und Gallenblase; die Bewegungsrichtung des massierenden Daumens verläuft dabei von der Fußaußenseite hin zur Fußmitte.
Massieren Sie diese Reflexzonen zwei Minuten lang.
Wenden Sie sich nun anschließend der Massage der Darmzonen zu.

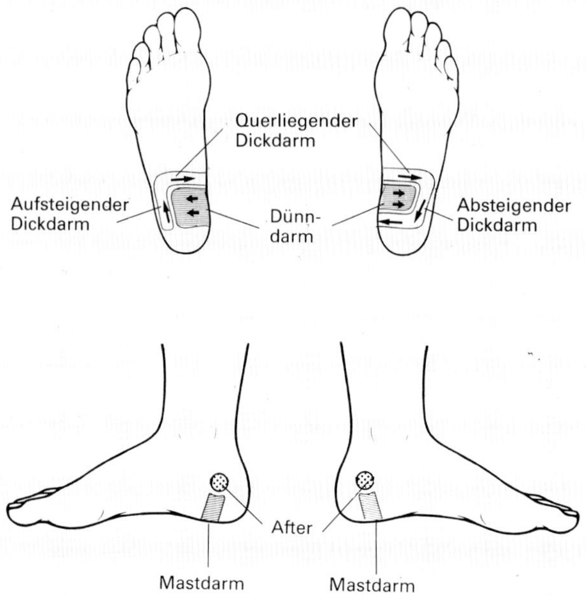

Im unteren Drittel der Fußsohle befinden sich die Darm-Reflexzonen. Die Dickdarmzonen verlaufen vom äußeren Fußwurzelgebiet des rechten Fußes (aufsteigender Dickdarm) quer über die Fußsohlen beider Füße (querliegender Dickdarm), entlang dem äußeren Fußwurzelgebiet des linken Fußes (absteigender Dickdarm) und münden dann zur Fußmitte hin in die Mastdarmzone. Die Dünndarmzone ist ein recht großflächiges Gebiet an der Innenseite beider Fußsohlen. Der Dünndarm wird vom Dickdarm gleichsam wie von einem Bilderrahmen umkleidet. Die Zonen des Mastdarms finden Sie am rechten und linken Fuß an der Fußinnenseite. Hinter einer gedachten senkrechten Linie vom Innenknöchel zur Fußsohle verläuft die Reflexzone des Mastdarms von der Fußsohle schräg nach hinten zur Ferse, etwa in der Länge des ersten Zeigefingergliedes. Direkt darüber befinden sich an beiden Füßen die Zonen des Afters.

Bitte beachten Sie:
Auch im Darmbereich sind nervöse Reizzustände oft Ursache von Störungen. Bei leichten Verdauungsstörungen (Spannungsgefühl oder leichte Krämpfe) wenden Sie den *sedierenden* Arbeitsgriff an. Bei Durchfall wird ebenso *aktivierend* massiert wie bei Verstopfung, denn in der Naturheilkunde wird Durchfall als Selbstreinigung und Entgiftung verstanden; dabei sollte der Körper unterstützt werden. Viele Menschen leiden unter Hämorrhoiden, die durch sitzende Tätigkeit und Bewegungsmangel verstärkt werden. Spürt Ihr Partner bei der Massage der Zone des Afters einen Schmerz, wenden Sie den *sedierenden* Arbeitsgriff an (→ Zeichnung 5 auf Seite 59). Drücken Sie etwas fester, bis der Schmerz verschwindet; der Behandelte spürt oft unmittelbar ein Gefühl der Wärme im Beckenraum und wird für längere Zeit vom lästigen Juckreiz befreit.

Die Massage

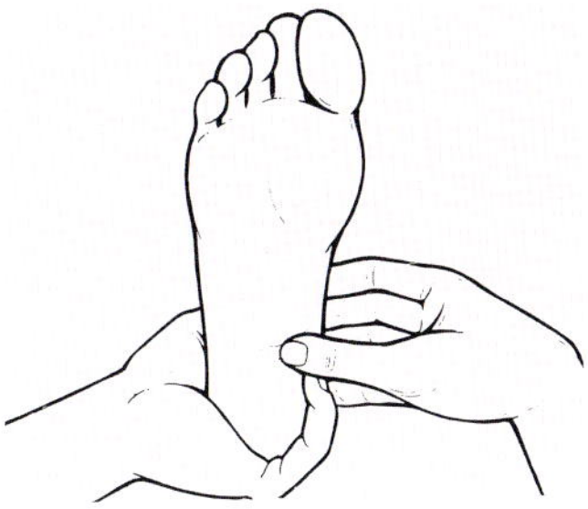

❶ Massieren Sie zunächst die Zonen des Dünndarms von der Fußinnenseite zur Fußmitte. Zuerst am rechten, dann am linken Fuß.

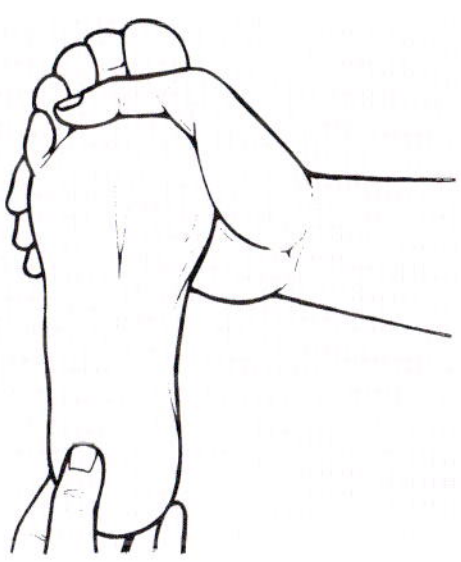

❷ Der massierende Daumen folgt bei der Massage der Zone des Dickdarms seinem funktionellen Verlauf. Sie massieren im äußeren Fersengebiet des rechten Fußes die Zone des aufsteigenden Dickdarms und folgen dann dem Verlauf der Zone des querliegenden Dickdarms.

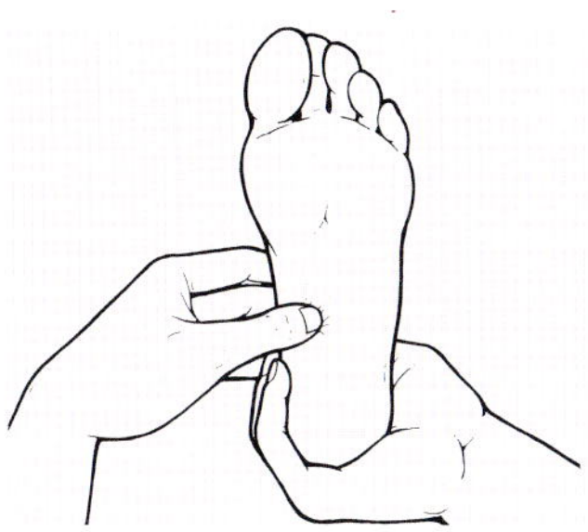

❸ Sie wechseln dann zum linken Fuß, massieren die Zone des querliegenden Dickdarms bis zur Zone des absteigenden Dickdarms, die Sie nun weiter mit dem Daumen der rechten Hand massieren.

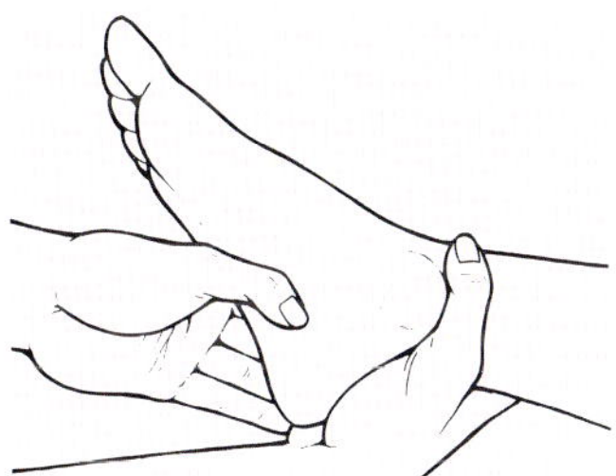

❹ Bleiben Sie auf der linken Fußinnenseite, wo Sie nun die Zonen des Mastdarms und des Afters massieren.
Zum Abschluß gehen Sie wieder zurück zum rechten Fuß, um dort an den Zonen von Mastdarm und After zu arbeiten.

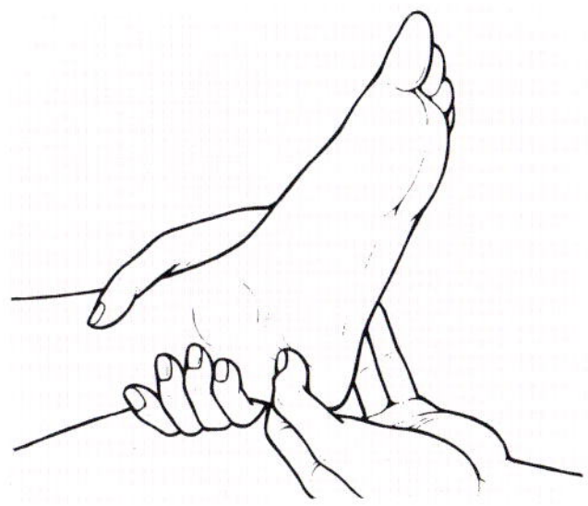

❺ Der *sedierende* Arbeitsgriff, den Sie zur Linderung von unangenehmem Juckreiz bei Hämorrhoiden einsetzen.
Ausstreichen (→ Seite 38).

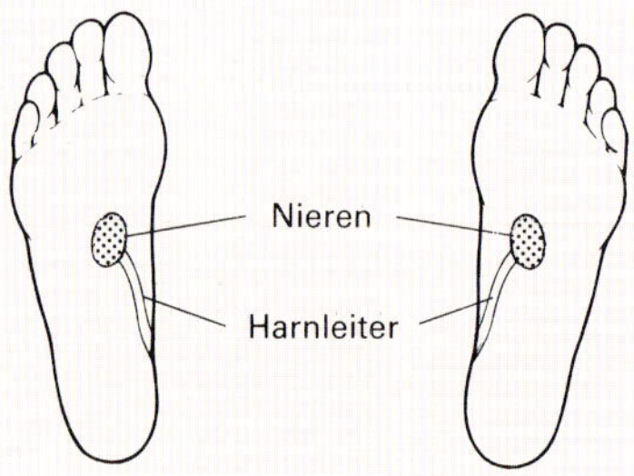

Die Reflexzonen der Nieren liegen ungefähr in der Mitte des Fußsohlengewölbes; etwa einen Fingerbreit unterhalb der Zonen des Sonnengeflechts. Zur Fußmitte hin schließen die Zonen der Harnleiter an; sie verlaufen auf der Fußsohle entlang einer Sehne, die deutlich spürbar ist, wenn Sie die Großzehe etwas strecken. Die Blasenzone (→ Übersichtszeichnung Seite 44) findet sich an der Fußinnenseite vor der Ferse, etwa in der Verlängerung einer gedachten senkrechten Linie vom Innenknöchel zur Fußsohle; sie ist meist als deutlich sichtbares Gewebepölsterchen erkennbar. Direkt dahinter, in Richtung zur Ferse, finden Sie die Zone des Blasenschließmuskels (→ Übersichtszeichnung Seite 44).

Bitte beachten Sie:
Hat sich in den Nieren des Behandelten sogenannter »Nierensand« abgelagert (dazu ist eine eindeutige medizinische Diagnose notwendig!), kann mit *sanft aktivierender* Massage der Nierenzonen die Ausschwemmung unterstützt werden. Sind schon Nierensteine vorhanden oder deutet ein stechender Schmerz in dieser Zone darauf hin, muß unbedingt *sedierend* gearbeitet werden! Die Zone des Blasenschließmuskels wird *aktiviert* bei Harnträufeln; bei Harnverhalten *sedieren* Sie diese Zone. Auch bei bettnässenden Kindern hat sich die *Aktivierung* des Blasenschließmuskels in Verbindung mit der Anwendung des Entspannungsgriffes für das Sonnengeflecht vor dem Einschlafen bewährt.

Die Massage

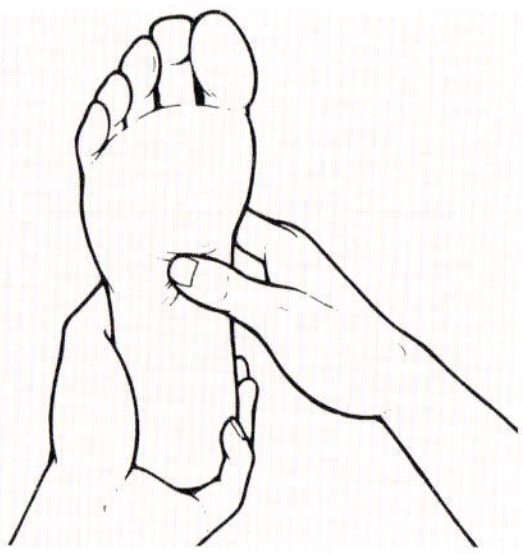

❶ Massieren Sie mit dem rechten Daumen die Nierenzone am rechten Fuß rhythmisch und sanft (die linke Hand stützt), und dann mit dem linken Daumen von der Nieren- entlang der Harnleiter- zur Blasenzone.

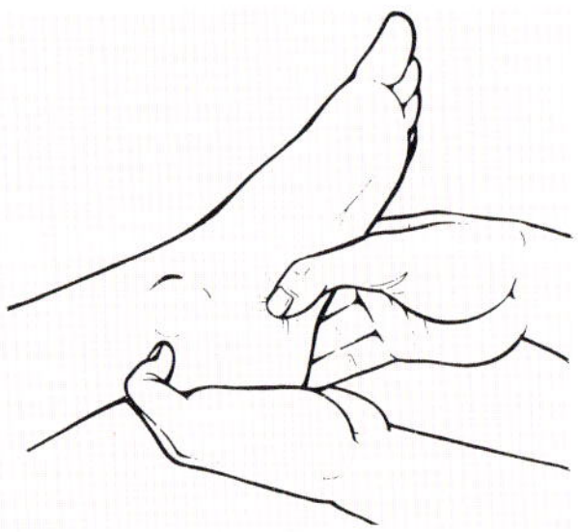

❷ Die Zonen von Blase und Blasenschließmuskel rhythmisch und sanft von der Fußsohle in Richtung Knöchel massieren.

● Ebenso den linken Fuß.
Ausstreichen (→ Seite 38).

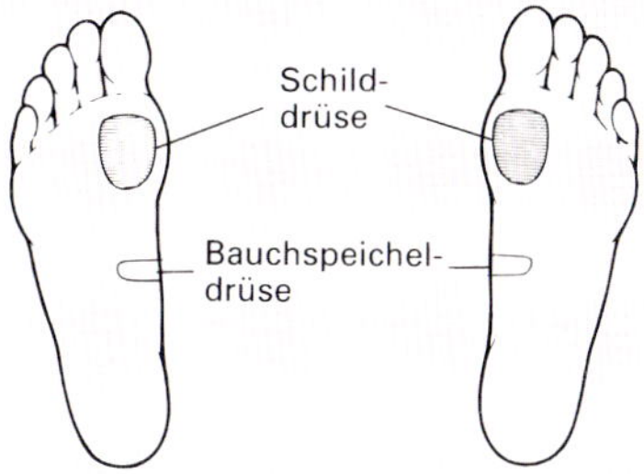

Die Lage der Hypophysenzone haben Sie bereits bei den Kopfzonen kennengelernt (→ Seite 48); die Behandlung müssen Sie jetzt nicht wiederholen.

Die Reflexzone der Schilddrüse deckt sich etwa mit dem Bereich des Ballens am Großzehengrundgelenk.

Die Zone der Bauchspeicheldrüse liegt zwischen der Zone des Zwölffingerdarms und jener des querliegenden Dickdarms (→ Übersichtszeichnung Seite 43) und reicht etwa bis in die Mitte des Fußes.

Die Reflexzonen der Nebennieren (→ Seite 62) verlaufen schräg nach außen, oberhalb der Nierenzone, wie eine halbmondförmige Mütze.

Die reflektorische Zone der Milz (→ Seite 62) befindet sich im linken Fuß etwa an der Stelle, wo am rechten Fuß die Zone der Gallenblase liegt (→ Seite 56).

Bitte beachten Sie:
Bei Schilddrüsenüberfunktion massieren Sie *sedierend*, bei Schilddrüsenunterfunktion wenden Sie eine etwas stärker *aktivierende* Massage an.

Die Zone der Bauchspeicheldrüse bei schmerzhafter Reaktion des Behandelten *sedierend* massieren. Durch die Massage der Nebennieren wird das Immunsystem aktiviert.

Bei allen Störungen, die auf eine allergische Reaktion zurückzuführen sind (wie Heuschnupfen oder Asthma), können die Zonen der Nebennieren länger *aktiviert* werden.

Zur Vorbeugung gegen jahreszeitlich bedingte Allergien (etwa bestimmte Blüten- und Gräserallergien): etwa zwei Monate vor Eintritt der vorhersehbaren allergischen Reaktion regelmäßig *aktivierende* Massage der Nebennierenzonen und Anwendung des Entspannungsgriffes des Sonnengeflechts (→ Zeichnung 5, Seite 55).

Die Massage

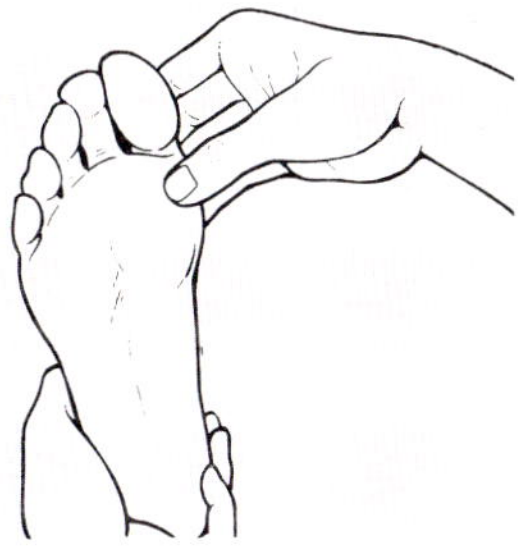

❶ Beginnen Sie die Massage der Schilddrüsenzonen am rechten Fuß. Der Daumen der rechten Hand arbeitet rhythmisch von der Fußmitte über den Großzehengrundgelenksballen. Wechseln Sie Stütz- und Arbeitshand, und massieren Sie diese Zonen nun am linken Fuß.

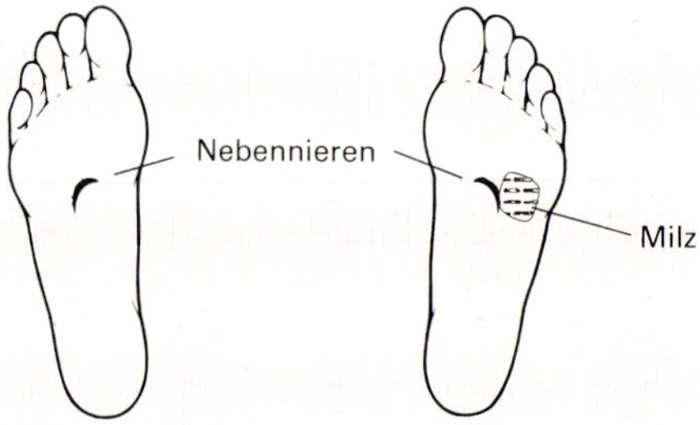

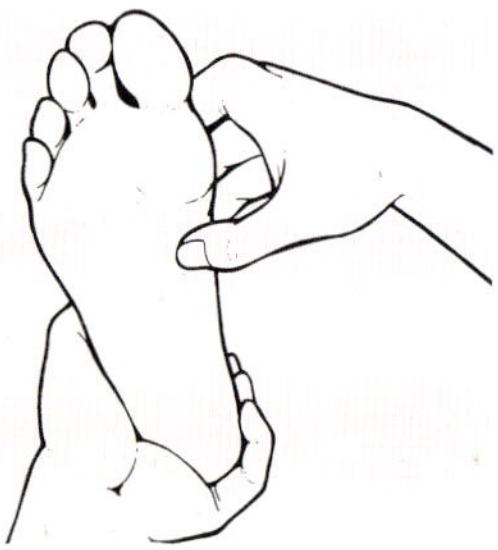

❷ Wenden Sie sich wieder dem rechten Fuß zu: Der Daumen der rechten Hand massiert sanft und rhythmisch aus der Fußmitte heraus die Zone der Bauchspeicheldrüse. Unmittelbar danach massieren Sie diese Zone mit dem Daumen der linken Hand am linken Fuß.

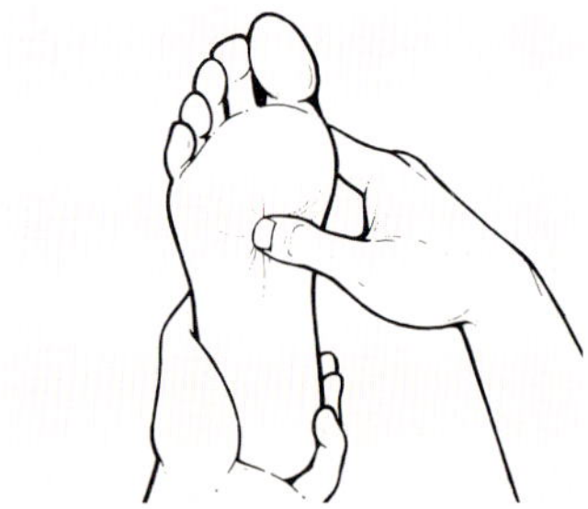

❸ So finden Sie die Reflexzonen der Nebennieren: Legen Sie den Daumenballen auf die Reflexzone der Niere (→ Seite 60), und kippen Sie ihn dann etwas seitwärts hoch in Richtung Kleinzehe; der halbmondförmige Bogen unter Ihrem Daumennagel zeigt ungefähr die Lage der Reflexzone der Nebenniere.

● Bearbeiten Sie rhythmisch diese kleine Zone zuerst am rechten und dann am linken Fuß.

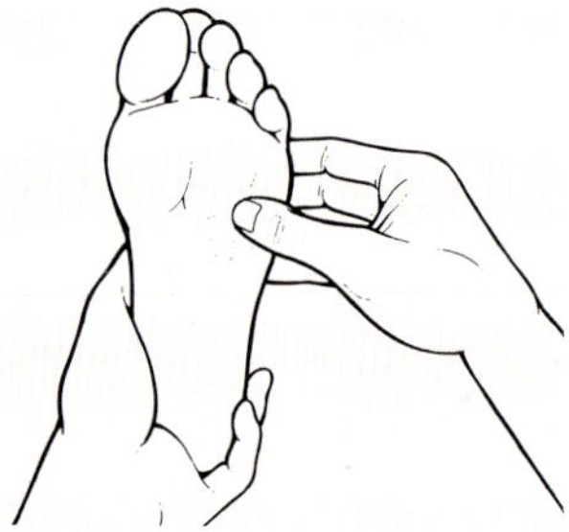

❹ Bei der Massage der Reflexzone der Milz dient die linke Hand wieder als Stützhand, während der Daumen der rechten Hand von der Fußaußenseite an der Basis der Mittelfußknochen zur Fußmitte hin arbeitet.

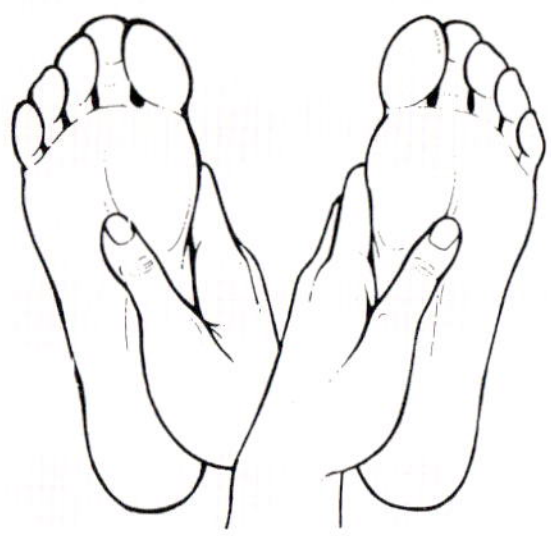

❺ Entspannungsgriff an der Zone des Sonnengeflechts zur Unterstützung der aktivierenden Massage der Nebennierenzonen bei Allergien.

Ausstreichen (→ Seite 38).

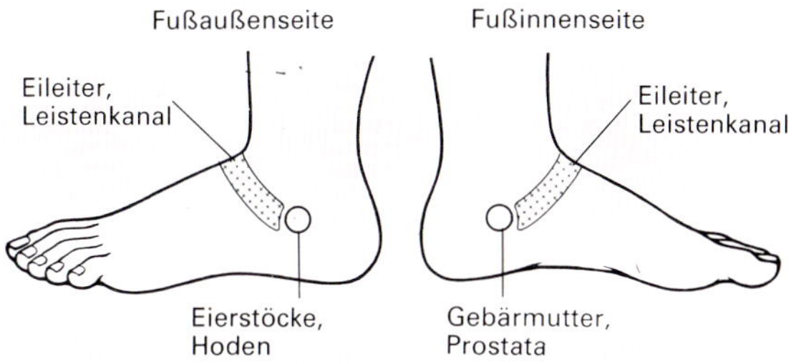

Die Reflexzonen sowohl der Eierstöcke als auch der männlichen Keimdrüsen, der Hoden, finden Sie an der Fußaußenseite, direkt unterhalb des Außenknöchels.
Unterhalb des Knöchels an der Fußinnenseite liegen die Reflexzonen von Gebärmutter und Prostata (Vorsteherdrüse). Die etwa fingerbreite Verbindungslinie zwischen diesen reflektorischen Bereichen stellt die Zone der Eileiter und des Leistenkanals dar.

Bitte beachten Sie:
Bei der Behandlung von Regelschmerzen (Krämpfen, Menstruationsbeschwerden) wenden Sie in diesen Zonen die *sedierende* Massage an (→ Seite 30). Störungen des Menstruationszyklus werden häufig günstig beeinflußt durch *aktivierende* Massage der Hypophysen-Zone (→ Seite 48) und etwas stärkere *Aktivierung* der Reflexzonen der Beckenorgane – so lange, bis die Haut in diesem Bereich leicht gerötet ist.
Massieren Sie zur Harmonisierung immer etwa zwei Tage vor dem Termin des Eisprungs und ungefähr zwei Tage vor dem zu erwartenden Menstruationsbeginn.

Die Massage

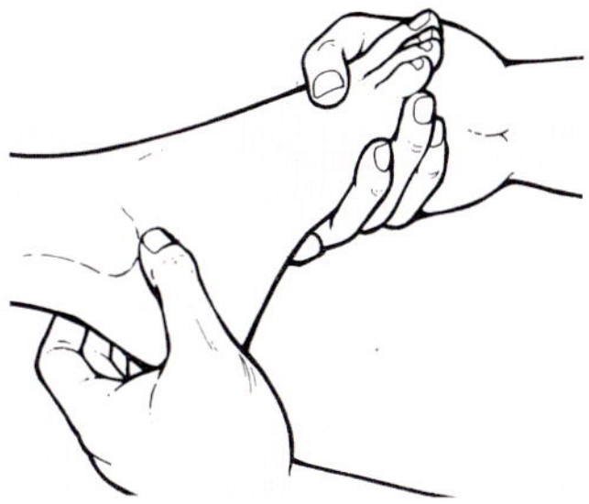

❶ Beginnen Sie die Massage der Beckenorgane bei der Reflexzone der Eierstöcke unter dem Außenknöchel des rechten Fußes. Massieren Sie mit dem gewohnten Arbeitsgriff des Daumens über den Fußrükken bis unter den Innenknöchel. Wiederholen Sie diesen Arbeitsgang einige Male.

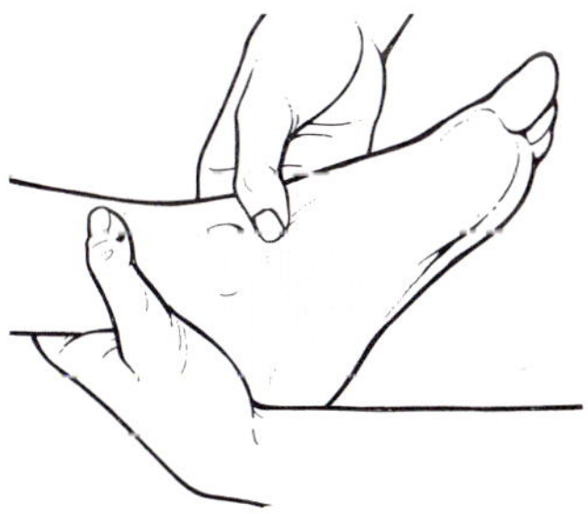

❷ Arbeiten Sie auf die gleiche Weise mit dem rechten Daumen am linken Fuß.
Ausstreichen (→ Seite 38).

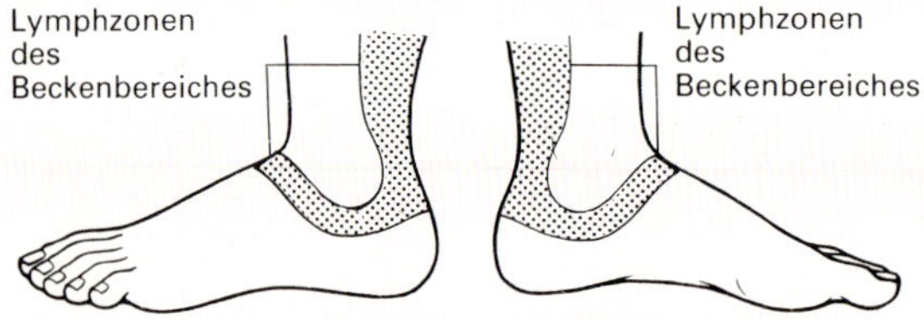

Die Lymphzonen des Beckenraumes liegen auf der Verbindungslinie von Innen- und Außenknöchel und steigen hinter den Knöcheln auf der Beinrückseite etwa 20 Zentimeter hoch. Die Massage dieser äußerst sensiblen Zonen erfolgt mit Streichungen, die der Empfindsamkeit dieses Bereiches entsprechen.

Bitte beachten Sie:
Machen Sie alle Bewegungen langsam und sehr gefühlvoll; nehmen Sie sich für jeden Fuß drei bis vier Minuten Zeit. Diese Streichungen, behutsam durchgeführt, haben sehr entspannende, befreiende und anregende Wirkung.

Die Massage

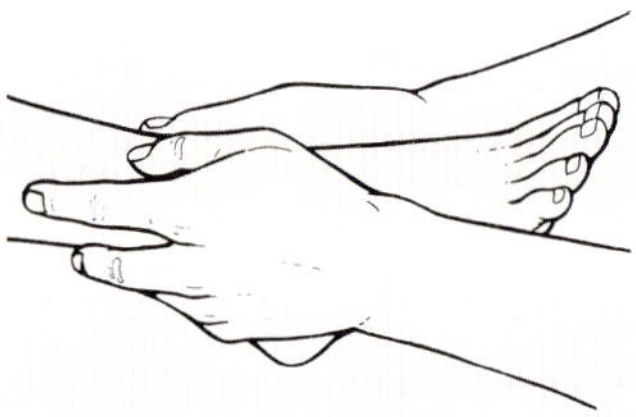

❶ Massieren Sie auch hier zuerst den rechten Fuß, und zwar auf folgende Weise: Legen Sie beide Hände in die Mitte der Unterschenkel, die linke Hand an die Beinaußenseite, die rechte Hand an die Beininnenseite. Achten Sie darauf, daß Sie möglichst viel Hautkontakt haben. Streichen Sie nun langsam und ohne Druck in Richtung Ferse.

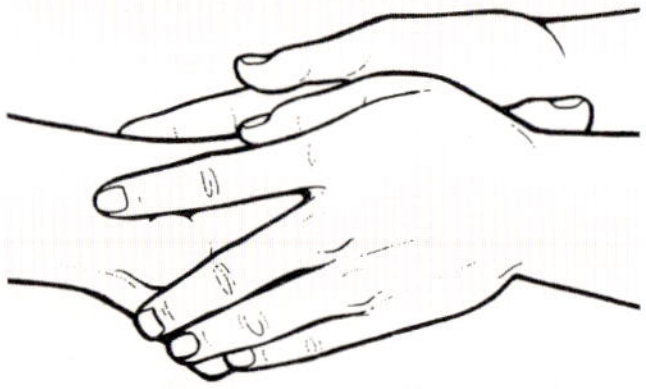

❷ Ziehen Sie beide Hände hinter den Knöcheln durch. Am besten gleiten Sie mit Daumen und Zeigefinger oberhalb und mit den anderen Fingern unterhalb des Knöchels vorbei.

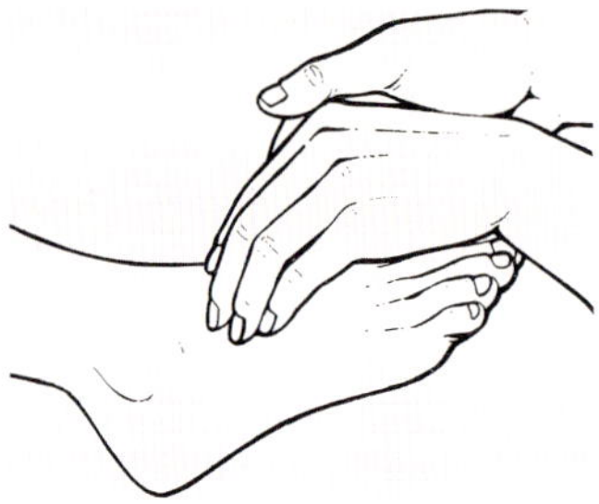

❸ Streichen Sie sanft entlang der Reflexzonen des Leistenkanals um die Knöchel herum, bis Ihre Fingerspitzen sich auf dem Fußrükken treffen.

● Massieren Sie den linken Fuß: Die linke Hand streicht dabei an der Fußinnenseite, die rechte Hand an der Fußaußenseite entlang.

Streichen Sie jetzt etwas länger als zwischen den einzelnen Massageabschnitten mit Ihren Händen jeweils an der Fußinnenseite nach oben und an der Fußaußenseite nach unten. Sie können auch aufstehen, sich neben den Behandelten stellen und abwechselnd mit einer Hand vom Innenknöchel seitlich übers Knie bis zum Schrittansatz streichen und mit der anderen Hand anschließend an der Beinaußenseite vom Oberschenkel wieder herunterstreichen. Beginnen Sie rechts, wiederholen Sie das pro Fuß etwa 20mal.

Zum harmonisierenden Abschluß können Sie anschließend nochmals die Zonen des Sonnengeflechts (Solarplexus) »behandeln« (→ Seite 55). Hinterher können Sie die Füße des Behandelten mit Pflegemitteln einreiben.

Der Behandelte sollte nach Möglichkeit noch liegenbleiben können. Wenn er möchte, kann er im Anschluß an die Massage schlafen (oder weiterschlafen, wenn er eingeschlafen sein sollte). Sorgen Sie aber bitte dafür, daß er nicht friert; legen Sie also immer warme Decken bereit.

Sobald Sie die Massage abgeschlossen haben, halten Sie Ihre Hände unter fließendes kaltes Wasser, um sich von möglicherweise fehlgeleiteten statischen Energien zu befreien (→ Seite 26).

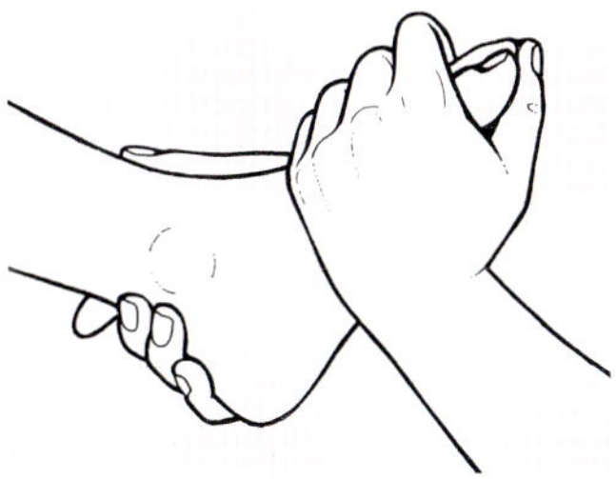

❶ Harmonisierende Streichungen zum Abschluß der Massage. Streichen Sie mit beiden Händen gleichzeitig. Ausgangsposition.

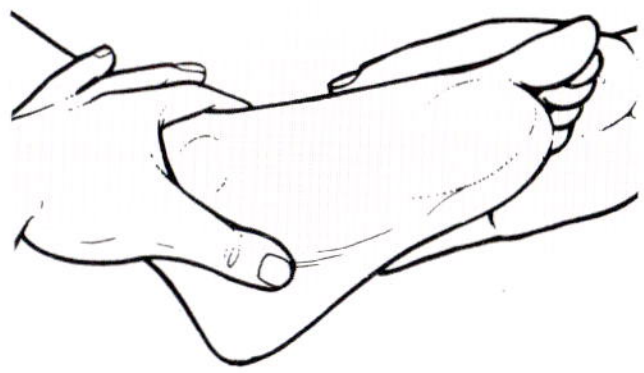

❷ Eine Hand streicht auf der Fußinnenseite in Richtung Körper, während die andere auf der Fußaußenseite gleichzeitig in Richtung Zehen streicht (→ Seite 38).

Reflexzonen-Massage an den Händen

Nach dem Konzept der Zonentherapie (→ Seite 15) finden wir auch in den Händen reflektorische Zonen und Flächen, die in Entsprechung zu Körperteilen und organischen Funktionsbereichen stehen. Wie die Füße sind auch die Hände ein verkleinertes Abbild des Körpers. Bei der Massage der Handzonen müssen allerdings einige proportionale Besonderheiten berücksichtigt werden: Die viel längeren Finger stellen gegenüber dem Zehenbereich deutlich vergrößerte Kopf-Reflexzonen dar; die Rumpf-Reflexzonen sind wiederum auf der im Vergleich zur Fußsohle kleinen Handfläche gedrängter und mehr überlagert.

Die Hände als Abbild des Körpers

Die Massage der Fußzonen ist in ihrer Wirksamkeit der Massage der Handzonen leicht überlegen, weil die Hände für die Massageimpulse weniger empfindsam sind. Die Handzonenmassage hat jedoch drei große Vorteile:

Vorteile der Handzonen-Massage

- Sie kann einfach und bequem zur Selbstbehandlung überall eingesetzt werden: beim Spazierengehen, in der Badewanne oder in der Straßenbahn.
- Sie eignet sich hervorragend als Ergänzung zur Fußzonenmassage.
- Auf die Massage der Handzonen kann immer dann ausgewichen werden, wenn eine Massage der entsprechenden Fußzonen nicht möglich ist (Fußpilz, Verletzungen, Krampfadern).

Massagegriff wie bei den Fußzonen

Der Behandlungsablauf unterscheidet sich grundsätzlich nicht von jenem der Massage der Fußzonen. Sie beginnen die Massage auch mit den Reflexzonen der Wirbelsäule, wenden sich dann den Kopfzonen, den Zonen der Atmungsorgane, der Verdauungsorgane sowie den Zonen der innersekretorischen Drüsen und des Lymphsystems zu. Der Massagegriff bleibt unverändert; ein kleiner Unterschied besteht darin, daß die massierte Hand der Arbeitshand im Bewegungsablauf entgegenkommt und nicht wie der behandelte Fuß während der Massage ruhig liegenbleibt. Alle Hinweise, die bei der Fußzonenmassage besprochen wurden, haben selbstverständlich auch hier Gültigkeit! Wenn Sie eine vollständige Massage der Hand-Reflexzonen durchführen wollen, dann orientieren Sie sich bitte an der Übersichtstafel auf Seite 67. Sie können jederzeit einzelne Zonen aus diesem Massageab-

lauf herausnehmen und einige Male am Tag diese Bereiche massieren, zum Beispiel Schulterzonen im Bereich der Fingergrundgelenke oder die Reflexzone der Lendenwirbelsäule im Bereich des Daumenansatzes.
Auf den folgenden Seiten sind einige in Selbstmassage sehr wirksam zu behandelnde Reflexzonen der Hände ausführlich beschrieben.

Sie können auch einzelne Zonen massieren

Die Zonen auf den Handinnenflächen

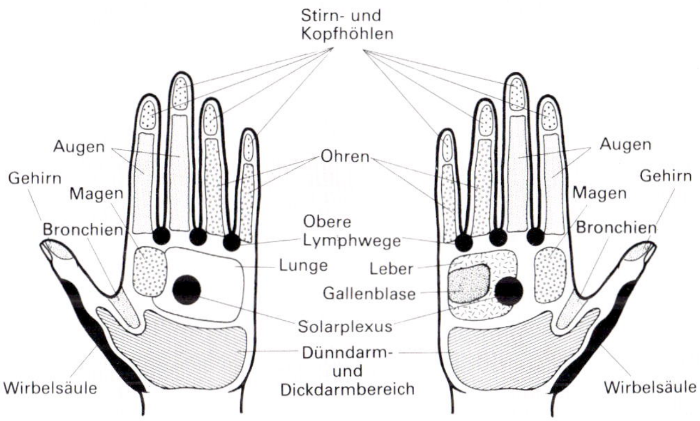

Reflexzonen linke Handinnenfläche und rechte Handinnenfläche

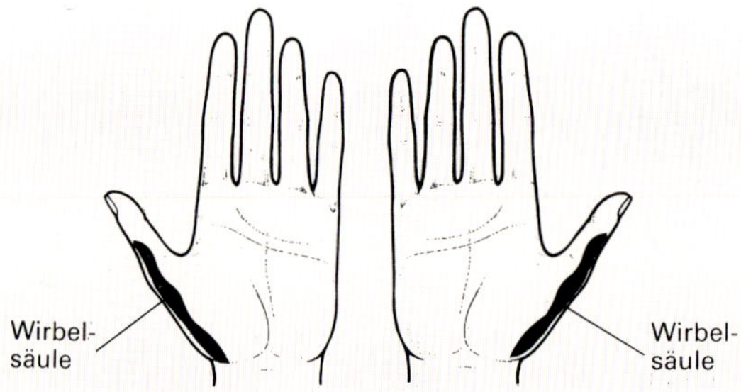

Die Reflexzonen der Wirbelsäule liegen auf der dem Zeigefinger abgewandten Daumenseite; sie verlaufen vom ersten Gelenk bis zum Handwurzelknochenbereich. Die Reflexzone der Halswirbelsäule reicht vom ersten bis zum zweiten Daumengelenk, die Zone der Brustwirbelsäule vom zweiten Gelenk bis zum Daumengrundgelenk, und die Zone der Lendenwirbelsäule liegt im Bereich der Handwurzel. Da die Wirbelsäule Mittelachse des Körpers ist, finden wir sie als Reflexzonen in beiden Daumen.

Bitte beachten Sie:
Im Bereich der Wirbelsäule leiden viele Menschen unter Verspannungen und Schmerzen; regelmäßige Massage der Hand-Reflexzonen (eventuell mehrmals täglich!) kann wesentliche Erleichterung bringen!
Treffen Sie bei der Massage auf eine schmerzende Stelle, so behandeln Sie diese mit dem *sedierenden Arbeitsgriff* (→ Zeichnung 2). Auch für schmerzende Hand-Reflexzonen gilt: etwas kräftigerer, gleichbleibender Druck, bis der Schmerz völlig abgeklungen ist!

Die Massage

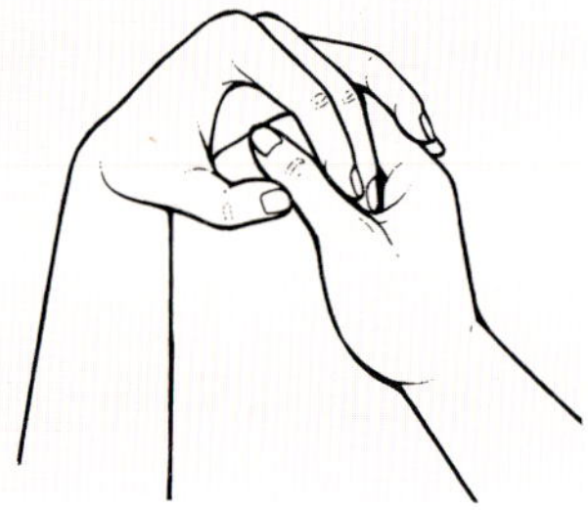

❶ Beginnen Sie mit dem raupenförmigen Arbeitsgriff (→ Seite 28), den rechten Daumen, vom ersten Gelenk ausgehend, in Richtung Handwurzel zu massieren. Führen Sie diese Massage 15- bis 20mal durch; anschließend behandeln Sie den linken Daumen genauso.

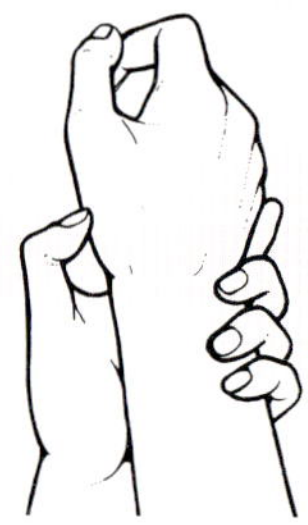

❷ *Sedierender Massagegriff* im Bereich der Lendenwirbelsäule (hilfreich bei Kreuzschmerzen).

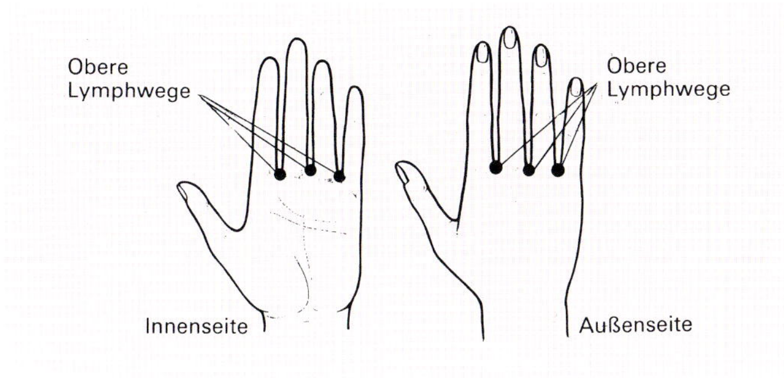

Die Reflexzonen der oberen Lymphwege liegen in den Fingerzwischenräumen beider Hände. Sie sind fast identisch mit den Schwimmhautfalten.

Bitte beachten Sie:
Die meist etwas schmerzhafte Massage dieser Zonen dient der Anregung der reinigenden Lymphtätigkeit und der Aktivierung des Abwehrsystems, vor allem im Hals- und Achselbereich sowie im oberen Brustraum. Lassen Sie sich bei der Behandlung Zeit!

Die Massage

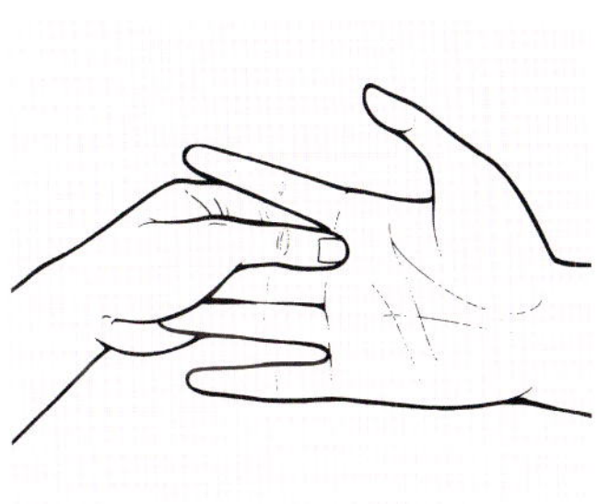

❶ Sie arbeiten zuerst an der rechten Hand; beginnen Sie dabei jeweils bei der Hautfalte zwischen Daumen und Zeigefinger. Sie wenden wieder einen *besonderen Arbeitsgriff* an: Streifen Sie in einem *Zangengriff* mit Daumen (an der Handinnenseite) und Zeigefinger (am Handrücken) kräftig von den Fingergrundgelenken in Richtung Fingerzwischenräume, bis Sie die Hautfalte gut zu fassen kriegen.

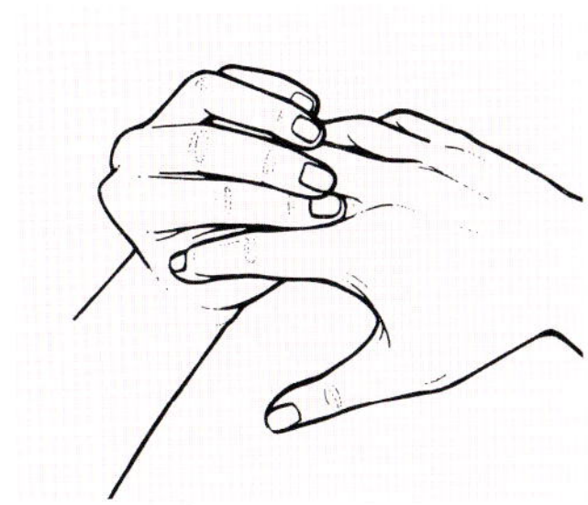

❷ Wenn Sie die Hautfalte zwischen den Fingern langsam weiterziehen, spüren Sie deutlich, wann sie von selbst wieder zurückgleitet. Sie bewegen Ihre Hand jetzt nicht mehr, verstärken leicht den Druck zwischen Daumen und Zeigefinger und pressen gleichsam die Hautfalte hinaus.

● Massieren Sie auf diese Art abwechselnd an der rechten und linken Hand die Zonen der oberen Lymphwege drei- bis viermal.

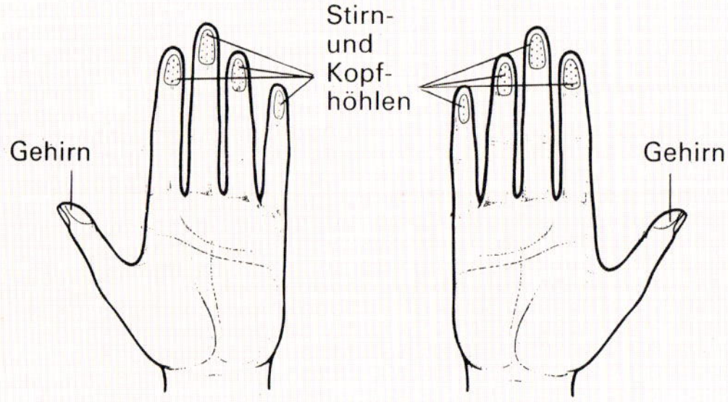

Die Reflexzonen für den Kopfbereich liegen in den Daumen- und Fingerkuppen beider Hände. Wir beschränken uns hier auf die Massage der Zonen des Kopfhöhlen- und Gehirnbereichs. Die Zonen des Gehirns liegen auf den Daumenkuppen; die Kopfhöhlenzonen finden wir auf den Fingerkuppen.

Bitte beachten Sie:
Die Massage dieser Zonen verbessert bei regelmäßiger Anwendung die Durchblutung des Kopfbereiches. Sie hilft bei Konzentrationsschwäche und Nervosität. Sie ist so einfach anzuwenden, daß auch Schulkinder, die häufig davon betroffen sind, mit dieser Methode vertraut gemacht werden sollten.
Sehr angenehm, entspannend und zugleich anregend, ist die Massage der Finger; kneten Sie Ihre Finger nach Belieben durch. Sie massieren damit zugleich die Augen- und Ohrenzonen. Auch hier gilt: bei Kurzsichtigkeit verstärkte aktivierende Massage des Zeigefingers; bei Weitsichtigkeit verstärkte aktivierende Massage des Mittelfingers.

Die Massage

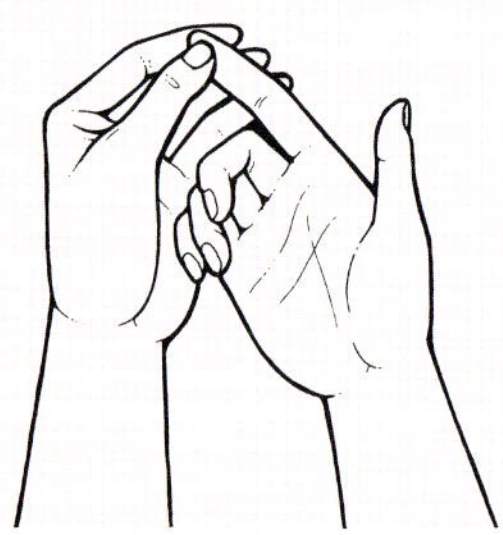

❶ Nehmen Sie die einzelnen Finger – beim Daumen der rechten Hand beginnend – in den Zangengriff von Daumen und Zeigefinger der massierenden Hand. Machen Sie nun mit kräftigem Druck auf die Fingerkuppe kleine kreisförmige Bewegungen; pro Finger etwa 20 Sekunden lang.

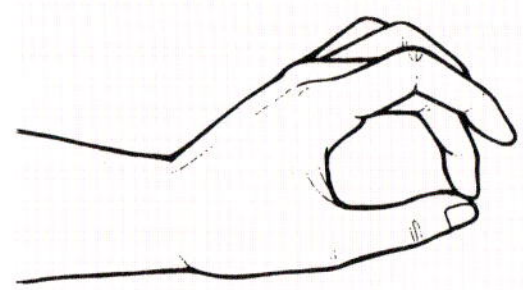

❷ Falls Sie abends nicht einschlafen können – oft eine Form von Konzentrationsstörung –, gibt es eine einfache Übung: Pressen Sie mit beiden Händen gleichzeitig kurz und kräftig etwa fünf Minuten lang die einzelnen Finger abwechselnd gegen den Daumen.

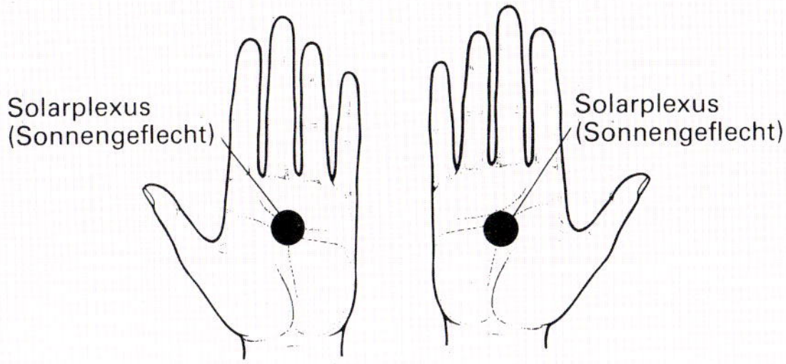

Die Reflexzone des Sonnengeflechts (Solarplexus) liegt auf der Handinnenseite etwa hinter den Grundgelenken von Mittel- und Ringfinger. Formen Sie die Hand so, als ob Sie Wasser in ihr tragen würden; die tiefste Stelle ist etwa die Zone des Sonnengeflechts, eines wichtigen vegetativen Zentrums. Sie finden die Stelle leicht, denn die Daumenkuppe der massierenden Hand paßt wie angegossen hinein.

Beachten Sie bitte:
Auch bei der Massage der Handzonen kommt einer einfühlsamen Behandlung des Sonnengeflechts größte Bedeutung zu: Es ist ein Weg zur Beruhigung, zum Abbau von Streß, Angst und Nervosität, zu gleichmäßiger und tiefer Atmung sowie allgemeiner Entspannung. Die entspannte und vegetativ harmonisierende Wirkung wird verstärkt, wenn Sie sich bei der Massage dieser Zone hinlegen. Drücken Sie sanft auf diese Zone, und konzentrieren Sie sich dabei ganz auf Ihre Atmung. Versuchen Sie aber nicht, Ihre Atmung zu lenken, sondern »beobachten« Sie sich einfach beim Atmen.

Die Massage

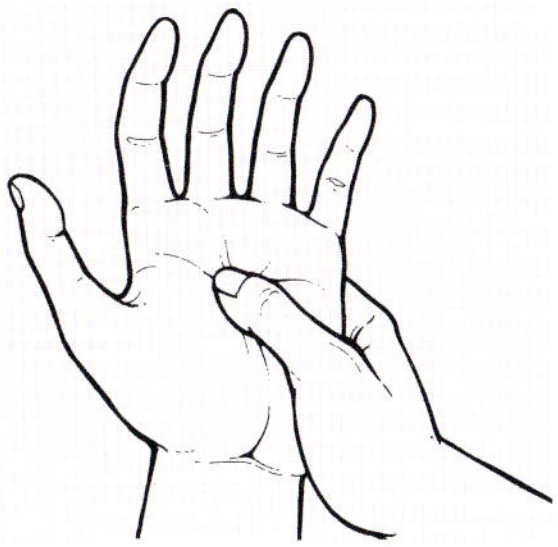

❶ Legen Sie den Daumen auf diese Zone, und drücken Sie sanft, aber doch bestimmt, mit gleichbleibendem Druck etwa fünf Minuten lang. Drücken Sie die Zone des Sonnengeflechts zuerst an der rechten Hand, danach links.

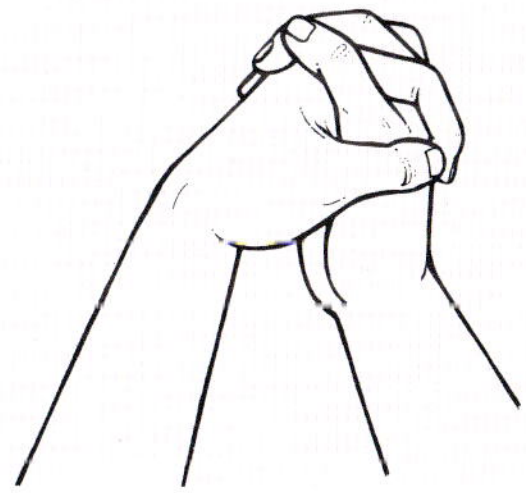

❷ Sie können beide Zonen an den Händen gleichzeitig anregen, indem Sie eine Glas-, Holz- oder Tonkugel zwischen die gefalteten Hände legen und sanft mit gleichbleibender Kraft drücken.

»Entspannung«

Als Ergänzung der Massage der Reflexzonen an Händen und Füßen empfehle ich Ihnen die nachfolgenden Übungen. Sie haben die Harmonisierung des Energieflusses in Ihrem Körper und eine allgemeine Entspannung zum Ziel.

Entspannung ist heute ein sehr häufig verwendetes Wort; es wird oft mißverstanden. Meist wird damit ein Zustand beschrieben, den man erreichen will als Gegensatz zu einer bestimmten Lebenssituation, die man als »Verspannung« erlebt. Zunächst entspricht das natürliche Wechselspiel zwischen Anspannung und Entspannung dem Lebensprinzip des Rhythmus. Aus dem ausgewogenen Verhältnis dieser beiden Pole Anspannung und Entspannung wird Energie frei, ergibt sich die sogenannte »Spannkraft«.

Nur ständige Anspannung führt zur »Verspannung« und ist ebenso einseitig wie der dauernde Versuch, sich zu entspannen. Viele Menschen übersehen, daß es keinen Sinn hat, *sich entspannen zu wollen* – Entspannung geschieht von selbst, wenn die Kräfte der Anspannung nicht mehr wirksam sind. Es genügt also, wenn wir in uns jene Kräfte stärken, die sich rechtzeitig gegen die einseitige Anspannung zu wehren wissen! Das Leben selbst sorgt für den rhythmischen Wechsel, aus dem die Spannkraft zu seiner Bewältigung entsteht. Das Beste, was wir für die Entspannung tun können, ist, Verspannung gar nicht erst entstehen zu lassen.

Das schreibt und liest sich natürlich leichter, als es im alltäglichen Leben verwirklicht werden kann. Viele Menschen sind heute im Beruf einseitigen Anforderungen ausgesetzt oder setzen sich in der Freizeit solchen Belastungen freiwillig aus. Entspannung zu üben oder zu praktizieren hat aber nur dann einen Sinn, wenn man sich mit den Situationen und Mustern auseinandersetzt, die Anspannung entstehen lassen. Erst wenn es gelingt, solche Situationen oder sein eigenes Verhalten dahingehend zu verändern, daß man ohne Verspannungen zu reagieren imstande ist, wird *Entspannung* als Antwort auf die spannenden Momente des Lebens wirksam.

Diese »entspannende« Reaktion auf belastende Momente im Leben wird möglich durch Konzentration auf die Ruhe und Harmonie des ausgewogenen Fließens der Lebenskraft. Wenn Sie die folgenden Übungen regelmäßig machen, werden Sie ruhiger, ausgeglichener, spüren in belastenden Augenblicken »mehr Boden unter den Füßen« und reagieren gelassener, weil Sie mit sich selbst und Ihrer Kraft in engerem Kontakt stehen und letztlich auch mehr Energie zur Verfügung haben.

Übung: Fußsohlenmassage mit Tennisball

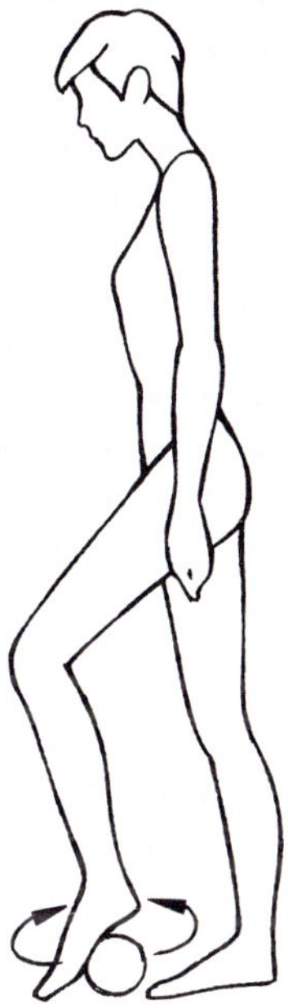

Für diese Übung brauchen Sie nur einen Tennisball; je älter und weicher er ist, desto besser eignet er sich für diesen Zweck. Stellen Sie sich zunächst auf beide Beine, und richten Sie Ihre Aufmerksamkeit auf die Fußsohlen. Zeichnen Sie im Geiste deren Umrisse nach, versuchen Sie die Fläche zu spüren, auf der Sie stehen, und achten Sie auf die »Qualität« des Kontaktes. Beobachten Sie auch Ihre Gefühle und Empfindungen; nehmen Sie wahr, ob Sie sicher und gut stehen. Stellen Sie zunächst den rechten Fuß auf den vor Ihnen liegenden Tennisball, wobei Sie das Körpergewicht aber auf dem linken Bein belassen. Mit kräftigem Druck liegt der rechte Fuß auf dem Ball, und Sie beginnen den Fuß sanft kreisend zu bewegen. Die Bewegung soll nicht zu heftig sein, sonst springt Ihnen der Ball unter der Fußsohle weg, und Sie müssen ihm ständig nachlaufen.

Durch die sanft kreisende Bewegung unter kräftigem Druck wird die gesamte Fußsohle des rechten Fußes massiert. Nach etwa drei bis fünf Minuten wechseln Sie und massieren auf dieselbe Weise die linke Fußsohle.

Stellen Sie sich anschließend ruhig hin, richten Sie Ihre Aufmerksamkeit auf die Kontaktfläche Ihrer Fußsohlen und auf das Gefühl in Ihren Füßen. Sie werden feststellen, daß sich die Kontaktfläche enorm vergrößert hat und Sie ein sicheres, warmes Gefühl in den Füßen spüren. Tatsächlich verändert hat sich aber neben der gesteigerten Durchblutung nur die Empfindung des Kontaktes. Aber so ist es im Leben: Wenn wir uns ruhig und sicher fühlen, dann sind wir auch ruhig und sicher.

Diese Übung wirkt allgemein belebend, durchblutungsfördernd. Sie steigert die Aufmerksamkeit und Wahrnehmungsfähigkeit in den Füßen und ist außerdem bei einigen Fußproblemen (z. B. Senkfuß, Probleme mit dem Fußgewölbe) sehr zu empfehlen.

Auch die nächsten beiden Übungen sind geeignet, die Sicherheit und Standfestigkeit zu erhöhen, einen guten Kontakt zur Erde herzustellen sowie den natürlichen Energiekreislauf zu unterstützen. Wenn Sie das Gefühl haben, »den Boden unter den Füßen zu verlieren« oder nicht genug »geerdet« zu sein, machen Sie eine der folgenden Übungen. Am besten sprechen Sie den Text (den Sie auch nach eigenen Vorstellungen etwas abwandeln können) einfach auf ein Tonband und geben sich so die Übungsanleitung. Sprechen Sie langsam, machen Sie genügend Pausen. Sie können auch Ihnen angenehme und zur Übung passende Hintergrundmusik verwenden. Eine Übung dauert sieben bis zehn Minuten. Sollten Sie leichten Schwindel verspüren, dann brechen Sie die Übung einfach ab und legen sich kurz hin – Sie haben einfach zuviel vom Kopf heraus gesteuert. Schon nach wenigen Sekunden fühlen Sie sich wieder wohl.

Übung: Verwurzelung

Stellen Sie sich bequem hin. Schließen Sie die Augen, und lassen Sie die Arme entspannt hängen.
Richten Sie Ihre Aufmerksamkeit auf die Atmung. Beobachten Sie den rhythmischen Wechsel von Ausatmung und darauf folgender Einatmung, ohne in diesen Ablauf steuernd einzugreifen. Machen Sie das einige Atemzüge lang.
Stellen Sie sich nun vor, Sie sind ein Baum. Sie stehen in freier Natur, auf einer schönen grünen Wiese, inmitten von Blumen. Aus der Mitte Ihrer beiden Fußsohlen lassen Sie nun Wurzeln wachsen. Sie sehen zu, wie sich diese Wurzeln ausbreiten, wie sie ins Erdreich dringen. Sie spüren, wie diese Wurzeln Ihnen Halt geben. Zugleich spüren Sie, wie sich Ihre Baumkrone entwickelt. Sie schauen sich gleichsam beim Wachsen zu, bis Sie ein Baum geworden sind, der Ihrer Vorstellung entspricht. Fühlen Sie, spüren Sie, erleben Sie, wie Sie als Baum fest verwurzelt und sicher in der Erde stehen.
Stellen Sie sich vor, es kommt leichter Wind auf. Sie beginnen mit den Bewegungen der Luft zu schaukeln, wie ein Baum sich eben im Winde bewegt. Sie kreisen leicht, bewegen sich leicht vor und zurück, pendeln leicht nach links und rechts.
In dieser sanften Bewegung spüren Sie ganz deutlich die Sicherheit und Geborgenheit, die aus der Verwurzelung kommt. Sie genießen diese Bewegung im Wind und fühlen die Sicherheit.
Stellen Sie sich vor, der Wind legt sich wieder, und langsam klingen Ihre Bewegungen aus. Ruhig, sicher, kraftvoll, gut verwurzelt stehen Sie auf der Wiese.
Verabschieden Sie sich nun vom Bild des Baumes, lassen Sie Ihre Wurzeln und Ihre Krone sich langsam zurückbilden. Machen Sie sich bewußt, wer Sie sind und wo Sie stehen. Kehren Sie ganz bewußt in den Raum zurück, in dem Sie die Übung praktizieren. Machen Sie drei tiefe Atemzüge, und öffnen Sie die Augen, wenn Sie dazu bereit sind.
Bleiben Sie anschließend noch ruhig stehen, richten Sie Ihre Aufmerksamkeit auf Hände und Füße, und nehmen Sie wahr, wie gut und sicher Sie sich fühlen.

Übung: Energiekreislauf

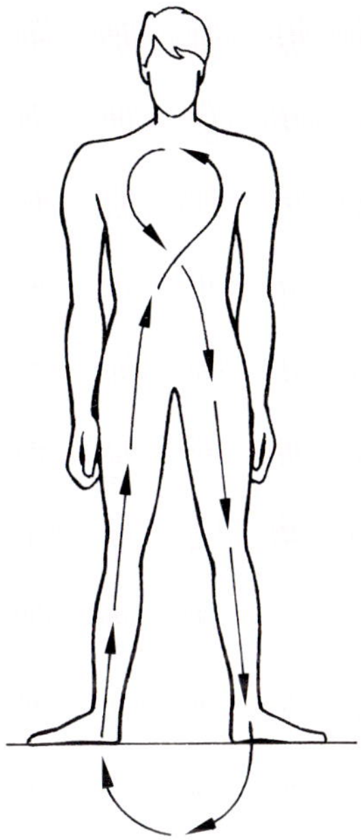

Mit dieser Übung unterstützen wir den natürlichen Energiekreislauf. Die Füße haben sowohl für die Aufnahme als auch für die Abgabe von Energie eine große Bedeutung als Energiekanäle.
Stellen Sie sich bequem hin. Schließen Sie die Augen, und lassen Sie die Arme entspannt hängen. Richten Sie Ihre Aufmerksamkeit auf die Atmung.

Beobachten Sie den rhythmischen Wechsel von Ausatmung und darauf folgender Einatmung, ohne in diesen Ablauf steuernd einzugreifen. Schauen Sie sich einfach beim Atmen zu. Machen Sie das einige Atemzüge lang.
Stellen Sie sich nun vor, daß Sie durch den rechten Fuß einatmen, Energie mit der Atmung aufnehmen, durch den linken Fuß wieder ausatmen und die verbrauchte Energie dabei abgeben.
Sie atmen durch den rechten Fuß neue Energie ein, diese Energie erfüllt Ihren ganzen Körper, reinigt Sie, gibt Ihnen Kraft. Durch den linken Fuß geben Sie beim Ausatmen die verbrauchte Energie wieder ab.
In der Erde erfolgt Reinigung, Klärung und Erneuerung.
Und wieder atmen Sie durch den rechten Fuß stärkende, aufbauende Energie ein und atmen durch den linken Fuß alles Schwächende und Störende aus.
(Stellen Sie sich diesen Kreislauf der Energie deutlich vor, und wiederholen Sie ihn einige Minuten lang.)

Verabschieden Sie sich nun von dem Bild des Energiekreislaufes, und richten Sie Ihre Aufmerksamkeit beim Atmen wieder auf Mund, Nase und Bauch. Machen Sie drei tiefe, bewußte Atemzüge, und öffnen Sie die Augen, wenn Sie dazu bereit sind.
Bleiben Sie anschließend noch einige Sekunden ruhig stehen, und spüren Sie die Kraft und die Ruhe, die Sie jetzt durchströmen.

Körper und Ganzheit

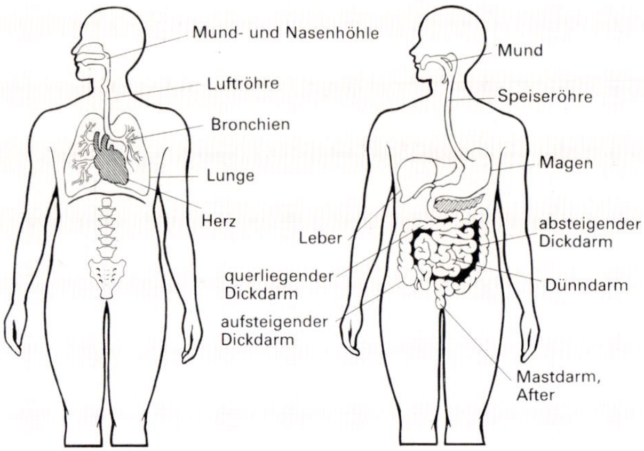

Links: Atmungsorgane und Herz; rechts: Verdauungstrakt.

Orientierungshilfen

Aufbau des menschlichen Körpers

Die Kenntnis allgemeiner Grundlagen vom Aufbau des menschlichen Körpers und der Funktionen einzelner Körperpartien und Organbereiche erleichtert die Orientierung bei der Durchführung der Massage nach der Einteilung der Reflexzonen.

Die folgenden anatomischen Hinweise dienen der Kurzinformation und helfen Ihnen, den Körper nach der Zonentheorie auf Füße (→ Seite 42 bis 45) und Hände (→ Seite 67) zu übertragen.

Eine wichtige Hilfe für das ganzheitliche Verständnis des körperlichen Geschehens bietet uns die Sprache. Viele unserer alltäglichen Redensarten zeigen, daß wir intuitiv ein ganzheitliches und unmittelbares Verständnis für das enge Zusammenwirken von Körper, Seele und Geist haben. In diesem Sinne sprechen wir eigentlich eine psychosomatische Spra-

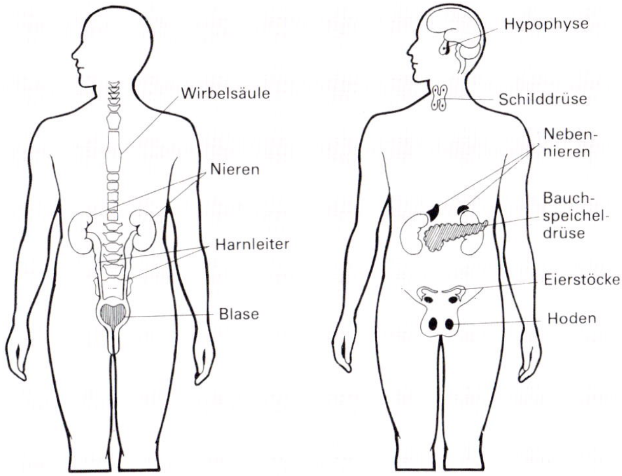

Links: Wirbelsäule und harnableitende Organe; rechts: Innersekretorische Drüsen.

che. In ihr zeigt sich der Zusammenhang von bestimmten Situationen, seelischem Erleben und körperlichen Reaktionen sehr deutlich.

Redensarten verweisen auf Zusammenhänge

Eine kleine Auswahl von Redewendungen ergänzt deshalb die anatomischen Informationen und gibt Ihnen mögliche Anhaltspunkte für das ganzheitliche Verständnis vieler alltäglicher Störungen. Wenn Sie mehr über Zusammenhänge zwischen einer bestimmten Lebenssituation und den körperlich-seelischen Reaktionen erfahren wollen, dann hören Sie zunächst aufmerksam zu, wie Sie oder andere darüber sprechen.
In einer Ganzheit hat alles überall seine Entsprechungen: in der Haltung, in der Stimme, in der Atmung – und selbstverständlich auch in der Sprache!

Wirbelsäule

Das Skelett des Menschen wird von über 200 Knochen gebildet. Schädel, Wirbelsäule und Brustkorb werden als »Achsenskelett« bezeichnet, die anderen Teile bilden das »Gliedmaßenskelett«. Der Schädel sitzt auf der Wirbelsäule, die aus durchschnittlich 34, durch Gelenke miteinander verbundenen Einzelwirbeln besteht. Die Wirbelsäule ist wichtige Bewegungsachse und Lastträger des Körpers sowie Kanal und Schutzhülle für das Rückenmark. Die einzelnen Abschnitte sind:

Bewegungsachse und Lastträger

Halswirbelsäule (7 Halswirbel)
Brustwirbelsäule (12 Brustwirbel)
Lendenwirbelsäule (5 Lendenwirbel)
Kreuzbein (5 Kreuzbeinwirbel)
Steißbein (4 bis 5 Steißbeinwirbel)
Alle Wirbel – mit Ausnahme der ersten beiden Halswirbel – haben die gleiche Grundform; die einzelnen Wirbel sind durch kleine Wirbelgelenke miteinander verbunden. Über die bei den Zwischenwirbellöchern austretenden Nervenstränge werden die Organe versorgt.

Der Mensch hat wenig Rückgrat.
Dem wurde das Rückgrat gebrochen.
Ein aufrechter Mensch.
Aufrecht durchs Leben gehen.
Ein gebeugter (gebrochener) Mensch.
Ein steifer und unbeugsamer Mensch.
Ein Kreuz zu tragen haben.

Gelenke und Muskulatur

Zusammen mit Sehnen und Bändern ermöglichen Gelenke und Muskulatur die Beweglichkeit des Menschen und bestimmen auch im wesentlichen seine Gesamtgestalt. Gliedmaßen werden mit dem Achsenskelett durch bewegliche Gerüste, die »Gürtel« (wie Schultergürtel und Beckengürtel), verbunden. Durch Gelenke miteinander verbundene Knochen

Beweglichkeit

und Knorpel bilden den passiven Bewegungsapparat; der aktive Bewegungsapparat besteht aus den das Skelett bewegenden Muskeln und Sehnen. Der Bewegungsapparat wird durch Blut und Lymphe versorgt; Muskeltätigkeiten werden durch das Nervensystem gesteuert.

Starr (steif) sein vor Angst.
Am ganzen Körper vor Wut zittern.
Wie gelähmt sein vor Angst.
Auf etwas gespannt sein.
Durchhängen.

Kopfbereich

Im Schädel liegen das Gehirn, die Sinnesorgane (Gehirnschädel) und Anfangsteile der Atemwege und des Verdauungstraktes (Gesichtsschädel).

Steuerzentrale Gehirn

Obwohl im Vergleich mit anderen Körperteilen ziemlich klein, ist der Kopf mit seinen Funktionen von größter Wichtigkeit für das körperliche Geschehen. Der Hirnschädel schützt das Gehirn, das alle Vorgänge im Körper steuert und koordiniert. Augen und Ohren sowie Geschmacks- und Geruchssinn liegen im Kopf, und schließlich ist der Kopf Sitz des Denkens und Fühlens und Zentrum des Bewußtseins. Im Kopf geschehen also vor allem Aufnahme und Verarbeitung von Sinneseindrücken sowie Planung und Steuerung von Körperfunktionen und Verhaltensweisen. In diesem breiten Spektrum sollten auch Störungen oder Belastungen im Kopfbereich gesehen werden!

Sich den Kopf über etwas zerbrechen.
Den Kopf voll von etwas haben.
Den Kopf hängenlassen.
Ein Hitzkopf, ein Querkopf, Wirrkopf sein.
Einen kühlen Kopf bewahren.
Kopflos handeln.
Den Kopf verlieren.
Mit dem Kopf durch die Wand wollen.

Eine Angelegenheit bereitet Kopfschmerzen.
Den Kopf hochhalten.
Taub oder blind für etwas sein.
Eine kurzsichtige Entscheidung treffen.
Weitsichtig handeln.
Etwas (jemanden) nicht riechen können.
Die Nase voll haben.
Wegen jemandem (etwas) verschnupft sein.

Hals, Nacken- und Schulter-Bereich

Der Hals bildet die Verbindung zwischen Kopf und Rumpf. Er enthält Organe wie Schilddrüse, Nebenschilddrüse und Kehlkopf. Viele Lymphdrüsen, so die Mandeln (Tonsillen), spielen eine wichtige Rolle im Abwehrsystem.

Alles muß durch den Hals

Alles, was an Stoffen und Nervensignalen zwischen Kopf und Rumpf ausgetauscht wird, muß durch den Hals!
Der Schultergürtel (Schlüsselbein, Schulterblatt) ist äußerst beweglich, da er gegen das Rumpfskelett nur mit dem inneren Schlüsselbeingelenk abgestützt ist. Das Schultergelenk ist das beweglichste Gelenk des Körpers.
Am Schultergürtel haben auch viele Muskeln ihren Ansatz und somit haltende (stützende) oder bewegende Funktionen (Armbewegungen).
Verspannungen der Muskulatur des Nacken- und Schulter-Bereichs (häufig im Zusammenhang mit Halswirbelsäulenproblemen) führen infolge blockierter Nervenbahnen zu schmerzhaften Beweglichkeitsstörungen der Arme. Schulter- und Nacken-Bereich sind Symbol für Belastbarkeit und Belastungen des Menschen!

Symbol für Belastbarkeit

Das Wasser steht mir bis zum Hals.
Den Hals nicht voll genug bekommen können.
Sich etwas aufhalsen.
Etwas bleibt im Hals stecken.
Etwas nicht schlucken können.
Der Hals ist wie zugeschnürt.
Halsstarrig, hartnäckig sein.

Ein Geizhals sein.
Eine schwere Last auf den Schultern tragen.
Breite Schultern haben.
Katzbuckeln.
Sich etwas auf die Schultern laden.
Die Angst sitzt im Nacken.

Atmungsorgane

Atem ist Leben

Die Atmung, ein lebensnotwendiger Vorgang, liefert uns Energie. Wir verbrennen stufenweise Kohlenstoff und Wasserstoff mit Hilfe von Sauerstoff: Wir atmen den Sauerstoff der Luft ein und atmen Kohlendioxid aus (äußere Atmung). Die Zellen im ganzen Körper nehmen den mit dem Blut transportierten Sauerstoff auf und oxydieren mit Hilfe verschiedener Enzyme organische Verbindungen (innere Atmung).
Einatmung und Ausatmung führen in rhythmischem Wechsel zu Erweiterung und Verengung des Brustraumes. Der Kehlkopf trennt obere Atemwege (Mund- und Nasenhöhle, Rachen) und untere Atemwege (Luftröhre, Bronchien).
Die Lungen sind paarige Organe, ihre Innenseiten liegen am Herzbeutel, ihre Außenseiten an der Brustwand; das Zwerchfell bildet die Begrenzung zum Bauchraum.
Normalerweise geschieht Atmung automatisch, man ist sich ihrer nicht bewußt. In der Atmung spiegelt sich der Lebensrhythmus wider; es ist unsere Atmung, mit der wir ganz spontan auf Einflüsse unserer Umwelt reagieren!

Da bleibt mir die Luft weg.
Das verschlägt mir den Atem.
Da muß ich erst mal Luft holen.
Sich Luft machen.
Kaum zu atmen wagen.
Seiner Wut Luft machen.
Jemandem etwas husten.

Herz und Kreislauf

Das Herz, ein etwa faustgroßes, muskuläres Hohlorgan, liegt in der Brusthöhle, etwas links hinter dem Brustbein. Zwischen der fünften und sechsten Rippe, dort wo die Herzspitze gegen die Brustwand stößt, spürt man es deutlich schlagen.

Das Herz leistet Schwerarbeit

Das Herz pumpt das Blut durch unseren Kreislauf; bei einer durchschnittlichen Pulsfrequenz von 70 Schlägen pro Minute (pro Tag also zieht sich das Herz 100 000mal zusammen!) werden täglich zwischen 7000 und 8000 Liter Blut transportiert! Herztätigkeit, Kreislaufgeschehen und Blutdruck stehen in wechselseitiger Beeinflussung und sind zudem abhängig von der Steuerung durch Nerven und Hormone. Gemeinsam mit dem Blut (Lebenssaft) symbolisieren Herz und Kreislauf das Leben.

Sich etwas zu Herzen nehmen.
Sein Herz verlieren.
Ein weiches Herz haben.
Hartherzig, treuherzig, offenherzig sein.
Ein gebrochenes Herz haben.
Etwas halbherzig angehen.
Mit ganzem Herzen bei einer Sache sein.
Mir blutet das Herz.
Etwas ist mir ans Herz gewachsen.

Verdauungsorgane

Das Verdauungssystem besteht aus einem langen, mit Schleimhäuten ausgekleideten Kanal, der vom Mund bis zum After verläuft. Zu dem ungefähr acht Meter langen Verdauungskanal zählen auch Leber, Gallenblase und Bauchspeicheldrüse. Sie stehen mit dem Magen-Darm-Kanal durch Ausführungsgänge in Verbindung. Das Verdauungssystem sorgt dafür, daß die Nahrung in Stoffe umgewandelt wird, die der Körper verwerten kann. Durch Mund und Speiseröhre gelangt die zerkleinerte Nahrung in den Magen; er ist eine

Nahrung wird umgewandelt

sackartige Erweiterung des Verdauungskanals und liegt im linken Oberbauch. Unter der Magenschleimhaut befinden sich viele Drüsen, die den Magensaft produzieren.

Der größte Teil der Verdauung findet im Dünndarm statt, zu dem auch der Zwölffingerdarm gehört. Blut- und Lymphgefäße nehmen hier die verdauten Nahrungsbestandteile aus dem Speisebrei auf.

Der Dickdarm steigt auf der rechten Bauchseite nach oben (aufsteigender Dickdarm), zieht dann quer auf die linke Seite (querliegender Dickdarm), steigt ab in den linken Unterbauch zur Sigmaschleife und mündet in Mastdarm und After. Im Dickdarm leben zahlreiche Bakterien (Darmflora), deren Aufgabe neben der Abwehr von Krankheiten die Produktion von Vitaminen ist. Der Dickdarm entzieht dem Speisebrei weiterhin Wasser und produziert den Stuhl, der dann durch den After ausgeschieden wird.

Der Darm: »Wiege« des Abwehrsystems

Die Leber ist ein wichtiges Stoffwechselorgan, sie liegt im rechten Oberbauch unterhalb des Zwerchfells. Ihre Hauptaufgabe ist die Verarbeitung und Verwertung von Kohlenhydraten, Eiweißen und Fetten. Sie produziert die Galle, entgiftet den Organismus, reinigt das Blut und regelt die Blutgerinnung. Über den Gallengang wird die in den Leberzellen hergestellte Galle zu ihrem Speicherorgan, der Gallenblase, abgeführt. Die Galle ist verantwortlich für die Fettverdauung und -verwertung; sie fließt ab in den Zwölffingerdarm.

Die Bauchspeicheldrüse, ein längliches Organ, das quer im Oberbauch hinter dem Magen liegt, ist zuständig für die Produktion von Verdauungssaft (Bauchspeichel) und Hormonen.

Der Verdauungsvorgang liefert sowohl die Kräfte zur Selbsterhaltung des Körpers und zu dessen Wachstum als auch die Energie, um die Körpertemperatur konstant zu halten und chemische sowie mechanische Arbeit zu leisten.

Verdauung bedeutet Aufnahme von Stoffen aus der Außenwelt und deren Verarbeitung. So kann auch die Verdauung zum Spiegelbild unserer Auseinandersetzung mit bestimmten Lebenssituationen werden.

Das hängt mir zum Halse raus.
Der Bissen bleibt mir im Hals stecken.
Etwas verdirbt den Appetit.
Ein schwer verdaulicher Brocken.
Das finde ich zum Kotzen.
Da bleibt die Spucke weg.
Alles in sich hineinfressen.
Etwas schlägt mir auf den Magen.
Mir dreht sich der Magen um.
Das liegt mir im Magen.
Auf etwas sauer reagieren.
Etwas schwer verdauen.
Sich ein Loch in den Bauch ärgern.
Gift und Galle spucken.
Die Galle läuft mir über.
Sich grün und gelb ärgern.
Eine Laus ist ihm über die Leber gelaufen.
Auf jemanden (etwas) scheißen.
Die Hose voll haben.
Geldscheißer.

Harnableitende Organe

Der Körper produziert ständig »Abfall«, der ausgeschieden werden muß. Die Nieren, wichtige Ausscheidungsorgane, liegen als zehn bis zwölf Zentimeter lange, bogenförmige Organe unter der Leber (rechte Niere) und der Milz (linke Niere) in Höhe der Lende. Am oberen Ende jeder Niere liegt die zum Hormonsystem gehörende Nebennierenrinde. Der in der Nierenrinde (äußere Schicht) und im Nierenmark (innere Schicht) gebildete Harn sammelt sich im Nierenbecken und verläßt den Körper über die Harnleiter und die Blase. Der Abfluß des Harns aus der Blase wird durch zwei Blasenschließmuskeln geregelt. Alles, was der Harn enthält, stammt ursprünglich aus dem Blut. Die Nieren bekommen riesige Mengen an Blut zugeführt: Ungefähr alle sechs Minuten fließt das gesamte Körperblut durch die Nieren (das bedeutet pro Tag eine Durchflußmenge von etwa 1500 Liter Blut!).

Ausscheidung

Die Nieren und ihr Funktionsbereich stehen symbolisch für den Bereich der Emotionen (Flüssigkeiten) und den Bereich Kontakt und Partnerschaft. Eine gefüllte Blase drängt dazu, entleert zu werden; Druck ist immer eine Aufforderung zur Entspannung. Blasenprobleme können auch im Zusammenhang mit Problemen der Macht und Machtausübung bestehen. Bei Kindern wird das Bettnässen auch als »unteres Weinen« bezeichnet!

Etwas auf Herz und Nieren prüfen.
Das geht mir an die Nieren.

Innersekretorisches Drüsensystem

Innersekretorische Drüsen, die ihre Sekrete (Hormone) direkt in die Blutbahn abgeben, sind: Hypophyse, Schilddrüse, Nebenschilddrüse, Bauchspeicheldrüse, Nebennieren, Hoden, Eierstöcke und andere kleine Nebendrüsen. Das innersekretorische Drüsensystem ist über den ganzen Körper verteilt; die hier produzierten Hormone sind körpereigene Wirkstoffe, die zusammen mit dem Nervensystem die Vorgänge des Stoffwechsels, des Wachstums und der Fortpflanzung steuern.

Hormonproduktion

Die Hypophyse (Hirnanhangsdrüse) reguliert die übrigen Hormondrüsen des Körpers auf indirekte Weise, da viele ihrer Hormone andere Drüsen beeinflussen. Die Schilddrüse liegt im Hals rund um die Luftröhre und produziert zwei Hormone, von denen das jodhaltige Thyroxin am wichtigsten ist.

Lymphsystem

Zu den lymphatischen Organen gehören – neben den verschiedenen Lymphknoten – Milz, Thymusdrüse, Mandeln und Blinddarm.

Die Milz ist ein für die Abwehr wichtiges Organ, sie dient als Blutspeicher, bildet weiße Blutkörperchen (Lymphozyten) und vernichtet überalterte rote Blutkörperchen.

Wichtig für die Abwehr

Die Lymphe, die sich aus der Gewebsflüssigkeit bildet, ist in ihrer Zusammensetzung der Blutflüssigkeit ähnlich. Das Lymphsystem besteht aus Gefäßen, die überschüssige Gewebsflüssigkeit ins Blut zurückleiten. Diese Gefäße münden in regelmäßigen Abständen in Lymphknoten, in denen die Lymphe gefiltert und von Krankheitserregern befreit wird.
Die Lymphknoten sitzen am Zusammenfluß mehrerer Lymphgefäße; sind sie geschwollen, ist dies ein Hinweis auf eine Infektion. Das lymphatische Organsystem spielt eine wesentliche Rolle in unserem Abwehrsystem (Immunsystem), das die Aufgabe hat, den Körper vor Schadstoffen, Giften oder Infektionen durch krankmachende Mikroorganismen zu schützen.

Nachwort

Man trachtet nicht danach,
sich im fließenden Wasser zu spiegeln,
sondern im stillen Wasser.
Denn nur was selbst still ist,
kann Stille weitergeben.

Chuang Tse

Sie haben sicher gemerkt und möglicherweise auch schon gespürt, daß Reflexzonen-Massage wenig mit technischer Arbeit und nichts mit mechanischem Druck zu tun hat. Das große Geheimnis dieser einfachen und sanften Massage liegt in der *Öffnung*, in der *Entspannung*, im *Möglichmachen*. Durch die Massage der Reflexzonen lösen wir Blockaden, bauen Spannungszustände ab und ermöglichen damit den körpereigenen Energien und Selbstheilungskräften, wieder voll aktiv zu werden. Wenn Sie sich gegenseitig massieren, dann machen Sie sich bewußt, daß Reflexzonen-Massage nie zur Routine werden darf; aufgrund seiner Einmaligkeit ist jeder Mensch für Sie eine neue Begegnung mit einer ganz bestimmten Ausdrucksform der Lebenskraft. Es sind die *Kräfte des Lebens*, mit denen wir über die Reflexzonen-Massage in Kontakt treten. In diesem Sinne möge das vorliegende einfache und praktische Buch Begleiter sein für alle Menschen, die immer und immer wieder vom Leben begeistert sind und in dieser *Begeisterung* verantwortlich mit ihrem Leben umgehen.

Zum Nachschlagen

Bücher, die weiterhelfen

Berkeley Holistic Health Center (Hrsg.): *Das Buch der ganzheitlichen Gesundheit;* Scherz Verlag, Bern/München/Wien.

Bertherat, Therese: *Der entspannte Körper;* Ehrenwirth Verlag, München.

Buscaglia, L.: *Leben – Liebe – Lernen;* Goldmann Verlag, München.

Cousins, Norman: *Der Arzt in uns selbst;* Rowohlt Verlag, Reinbek.

Dass, Ram: *Reise des Erwachens;* Knaur Verlag, München.

Davis, B./G. W.: *Liebe heilt;* Ch. Falk Verlag, Planegg.

Dethlefsen, Thorwald/Dahlke, Rüdiger: *Krankheit als Weg;* Bertelsmann Verlag, München.

Diamond, John: *Der Körper lügt nicht;* Verlag für angewandte Kinesiologie, Freiburg.

Duke, Marc: *Akupunktur – Chinas heilende Nadeln;* Suhrkamp Verlag, Frankfurt.

Dychtwald, Ken: *Körperbewußtsein;* Synthesis Verlag, Essen.

Eichborn, Benita von: *Gemüse aus der Vollwertküche;* und: *Rohkost und Salate aus der Vollwertküche;* Gräfe und Unzer Verlag, München.

Faller, Adolf: *Der Körper des Menschen;* Enke Verlag, Stuttgart.

Groddeck, Georg: *Krankheit als Symbol;* Fischer Verlag, Frankfurt.

Grossinger, Richard: *Wege des Heilens. Vom Schamanismus der Steinzeit bis zur heutigen alternativen Medizin;* Kösel Verlag, München.

Huang, Chungliang Al: *Tai Ji. In der Bewegung zu Harmonie und Lebensfreude finden;* Gräfe und Unzer Verlag, München.

Huth, Almuth und Werner: *Meditation. Begegnung mit der eigenen Mitte;* Gräfe und Unzer Verlag, München.

Ingham, Eunice D.: *Geschichten, die die Füße erzählen können;* und: *Geschichten, die die Füße erzählt haben;* Drei Eichen Verlag, München.

Inglis, B./West, R.: *Der alternative Gesundheitsführer;* Kösel Verlag, München.

Jaffe, Dennis T.: *Kräfte der Selbstheilung;* Klett/Cotta Verlag, Stuttgart.

Khan, Pir Vilayat Inayat: *Der Ruf des Derwisch;* Synthesis Verlag, Essen.

Lowen, Alexander: *Der Verrat am Körper;* Rowohlt Taschenbuch Verlag, Reinbek.

Milz, Helmut: *Ganzheitliche Medizin;* Athäneum Verlag, Königstein.

Molcho, Samy: *Körpersprache;* Mosaik Verlag, München.

Müller, R.: *Die Neuerschaffung der Welt;* Goldmann Verlag, München.
Pálos, Stephan: *Chinesische Heilkunst;* Scherz Verlag, München.
Petersohn, Liselotte und Hans: *Für eine andere Medizin;* Fischer Verlag, Frankfurt.
St. Pierre, Gaston/Boater, Debbie: *Die Metamorphische Methode;* Plejaden Verlag, Berlin.
Porkert, Manfred: *Die chinesische Medizin;* Econ Verlag, Düsseldorf.
de Ropp, R. S.: *Das Meisterspiel;* Hugendubel Verlag, München.
Roszak, Th.: *Mensch und Erde auf dem Weg zur Einheit;* Rowohlt Verlag, Reinbek.
Shah, Idris: *Der glücklichste Mensch;* Herder Verlag, Freiburg.
Sivananda Yoga Zentrum (Hrsg.): *Yoga für alle Lebensstufen – in Bildern;* Gräfe und Unzer Verlag, München.
Wagner, Franz: *Akupressur leicht gemacht;* Gräfe und Unzer Verlag, München.
Wagner, Franz: *Homöopathischer Ratgeber.* Veritas Verlag, Linz.
Wagner, Franz: *Medizin zwischen Utopie und Wissenschaft;* Trauner Verlag, Linz.
Wagner, Franz (Hrsg.): *Medizin und Gesellschaft – Momente der Veränderung;* Springer Verlag, Heidelberg.
Wagner, Franz (Hrsg.): *Medizinisches Denken und Handeln;* Trauner Verlag, Linz.
Wagner, Franz: *Reflex Zone Massage;* Thornsons Verlag, Wellingborough.
Wagner, Franz: *Reflexzonenmassage – Handbuch zur Therapie und Selbsthilfe;* Veritas Verlag, Linz.

CIP-Titelaufnahme der Deutschen Bibliothek

Wagner, Franz:

Reflexzonen-Massage leicht gemacht : durch die Harmonisierung der Lebenskräfte zu Wohlbefinden und Gesundheit ; Anleitungen zur Selbst- und Partnermassage ; mit Kurz-Programm für Stress-Situationen / Franz Wagner. – München : Gräfe u. Unzer, 1990
(GU-Ratgeber Leben)
ISBN 3-7742-5917-8

Neuausgabe 1990

Redaktionsleitung: Doris Schimmelpfennig-Funke
Redaktion: Verena Zemme
Lektorat: Gritta von Fircks; Ruth Klingemann
Zeichnungen: Gerlind Bruhn
Herstellung: Felicitas Holdau/Manfred Metzger
Umschlaggestaltung und Layout: Heinz Kraxenberger
Druck und Bindung: Ludwig Auer GmbH

ISBN 3-7742-5917-8